Bruno Comby

Wach durch Powerschlaf

**Energien aktivieren in zwei Minuten
– im Büro, zu Hause, zu jeder Tageszeit –
mit der sensationellen Schnell-Schlaf-Methode**

Aus dem Französischen
von Kirsten Spieldiener

GOLDMANN

Umwelthinweis:
Alle bedruckten Materialien dieses Taschenbuches
sind chlorfrei und umweltschonend.
Das Papier enthält Recycling-Anteile.

Der Goldmann Verlag
ist ein Unternehmen der Verlagsgruppe Bertelsmann

Vollständige Taschenbuchausgabe Februar 1997
Wilhelm Goldmann Verlag, München
© 1994 der deutschsprachigen Ausgabe Mosaik Verlag GmbH, München
© 1992 der Originalausgabe Bruno Comby
Originalverlag: Editions F. X. de Guibert, Paris
Originaltitel: Eloge de la sieste
Umschlaggestaltung: Design Team München
Druck: Elsnerdruck, Berlin
Verlagsnummer: 13952
KF · Herstellung: Sebastian Strohmaier
Made in Germany
ISBN 3-442-13952-X

1 3 5 7 9 10 8 6 4 2

Inhalt

Einführung

Warum dieses Buch? 11
Leben wie im Paradies 12
Ein einzigartiges Buch 13
Gesundheit und Zufriedenheit - so einfach ist das! 13
Was ist der Mittagsschlaf? 14
Die Alten kennen die Wohltaten des Mittagsschlafs 14
Die unzähligen Wohltaten des Mittagsschlafs 15
»Keine Zeit« – nur eine faule Ausrede 17
Lesen Sie dieses Buch in Ruhe 18

Erstes Kapitel
Die Biorhythmen 21

Die Chronobiologie, der Rhythmus des Lebens 23
Die Rhythmen des Schlafs 25
Mindestens ein Mittagsschlaf pro Tag 26
Die Hirnströme (Elektroenzephalogramm) 28
Das EEG während des Mittagsschlafs 30
Versuche in totaler Isolierung 31
Die Wohltaten des Mittagsschlafs in Laborstudien 33
Das Nickerchen im Berufsleben 34
Der Mittagsschlaf in den verschiedenen Kulturen 35
Der Mittagsschlaf bei den Tieren 39
Was ist Glück? 41
Der Schlüssel zum Glück 43
Die Lösung unserer Probleme steckt in uns selbst 43
Der Schlafinstinkt hat seinen Sinn 45
Die »Psychoanalyse des Schlafs«: Theorie und Praxis 47
Freude am Schlaf, ein sicherer Weg zur Harmonie 51

Zweites Kapitel
Wie man Mittagsschlaf hält 53

Den Mittagsschlaf erlernen und perfektionieren 55
Der Mittagsschlaf bei Großen und Kleinen 55
Die besten Positionen für den Schlaf zwischendurch 57
Die richtige Tageszeit für den Schlaf zwischendurch 60
Unterschiedliche Arten der Entspannung 62
Die richtigen Orte zum Entspannen 65
Schlafrituale 66
Dauer des Mittagsschlafs 67
Ausgedehnter Schlaf, Entspannungsschlaf und Blitzschlaf 67
Wann der Mittagsschlaf besonders nötig ist 70
Die Atmung während des Mittagsschlafs 71
Verschiedene Hilfsmittel 72
Den Schlaf sinnvoll nutzen 74
Schlafbeobachtungen 75
Das Aufwachen 79
Wie man sein Leben ändert 81
Die achttägige Schlafkur 82

Drittes Kapitel
Der Mittagsschlaf – Quelle der Gesundheit 85

Streß und Gesundheitsprobleme sind der Preis des Fortschritts 87
Der moderne Mensch kann nicht mehr schlafen 89
Guter Schlaf ist wertvoller als alles Geld der Welt 91
Schlafmittel: keine Lösung für Schlafprobleme 92
Mit dem Mittagsschlaf Schlafstörungen besiegen 94
Kaffee und Zigaretten - so überfährt man die rote Ampel 98
Der Mittagsschlaf verringert die Gefahr koronarer
   Herzerkrankungen 100
Der Mittagsschlaf und die Liebe 101
Falsche Vorstellungen vom Schlaf 102
Der Mittagsschlaf ist wichtig 104
Der Mittagsschlaf im Vergleich zu anderen Vorbeugungs-
   maßnahmen 105

Mit weniger Schlaf auskommen – so geht's   106
Der Mittagsschlaf als Allheilmittel?   107

Viertes Kapitel
Der Mittagsschlaf – Quelle der Kreativität   109

Der Mittagsschlaf setzt unseren inneren Genius frei   111
Die großen Mittagsschläfer   112
Das Unterbewußtsein – unendliche Quelle der Kreativität   115
Das Unterbewußtsein – die Grundlage aller Kreativität und der persönlichen Entwicklung   117
Kreativer durch Mittagsschlaf   118
Wie man beim Mittagsschlaf schwierige Probleme löst   119

Fünftes Kapitel
Der Mittagsschlaf – Quelle der Leistungskraft   121

Die Henne und das Ei   121
Es ist bewiesen: Der Mittagsschlaf steigert die Leistungsfähigkeit   123
Lieber effektiv als viel arbeiten   126
Wie man mit dem Mittagsschlaf Zeit gewinnt   126
Amerikanische und japanische Unternehmen unterstützen den Mittagsschlaf   127
Der Mittagsschlaf: eine lohnende Investition   129
Der Mittagsschlaf sorgt für Optimismus und gute Laune   130
Weniger, aber besser schlafen   132
Die optimale Schlafdauer   135
Wollen Sie sich auch in Zukunft müde, gestreßt und unwohl fühlen?   138

Sechstes Kapitel
Der Mittagsschlaf – Quelle der Spiritualität   139

Der Mittagsschlaf unterstützt das Gebet und mystische Zustände   141
Der alpha-Rhythmus des Gehirns als Ausgangspunkt innerer Erfahrungen   142

In vielen Religionen gilt der Schlaf als heilig 143
Ist die Abkehr von den Gesetzen der Natur unsere
   »Ursünde?« 145
Die innere Stille finden 146
Der Mittagsschlaf dient der Entwicklung des Menschen 147
Den Mittagsschlaf zum Gebet nutzen 148
Auswirkungen des Mittagsschlafs auf das Leben 148
Sich freier fühlen 149

Siebtes Kapitel
So werden Sie Meister des Mittagsschlafs 151

Was ist ein Meister des Mittagsschlafs? 153
Nur ein Prozent aller Menschen gehört zu den
   »Meistern des Mittagsschlafs« 153
Jeder kann zum »Meister des Mittagsschlafs« werden 154
TEST: Sind Sie ein »Meister des Mittagsschlafs«? 155
Die wichtigsten Punkte für den erfolgreichen Mittagsschlaf 157

Zukunftsaussichten 159

Die Zukunft des Mittagsschlafs 161
Der Mittagsschlaf als oberstes Gebot der Volksgesundheit 162
Schlafminister 162
Das Recht auf den Mittagsschlaf 163
Wissenschaftliche Forschung und Schlafklubs 164

Schlußbemerkung 167

Der tägliche Mittagsschlaf tut not 169
Charta des Mittagsschlafs 169
Auflösung des Tests »Sind Sie ein Meister des
   Mittagsschlafs?« 171
Danksagung 172
Leserservice 173

Einführung

»Lebt heute, wartet nicht auf morgen.
Pflückt von Stund an die Rosen des Lebens.«

Pierre de Ronsard (1524–1585)

Warum dieses Buch?

Die Idee zu diesem Buch wurde im Traum geboren. Der Gedanke, über den Mittagsschlaf, das Nickerchen, den kurzen Schlaf zwischendurch zu schreiben, ist mir an einem wunderschönen Tag im November 1989 auf Martinique gekommen … natürlich beim Mittagsschlaf!

Ein befreundeter Mediziner hatte mich für einige Woche auf die Antilleninsel eingeladen, damit ich dort ein Seminar über die Entwicklungsfähigkeiten des menschlichen Gehirns abhalten sollte. Am Ende meines Aufenthalts blieben mir noch einige Tage, die ich nutzen wollte, um in Ruhe über meine Zukunftspläne, meine Bücher, meine künftigen Projekte und meine nächsten beruflichen Schritte nachzudenken. Eines Nachmittags schlief ich am Strand in dem feinen, weißen Sand ein – ein kurzer Verdauungsschlaf von einer halben Stunde, wie ich ihn häufig halte. Ich liebe es zu schlafen! Schlafen ist, neben dem Windsurfen, eine meiner Lieblingsbeschäftigungen. Auf Martinique hatte ich ausreichend Gelegenheit, beidem nachzugehen. Als ich aus diesem mittäglichen Schlaf erwachte, war ich von einer solch außergewöhnlichen Energie und einem unbeschreiblichen Wohlbefinden erfüllt, daß ich noch im selben Augenblick beschloß, eines Tages ein Buch über dieses phantastische Instrument zu schreiben, das selbst in der Stadt keinen Pfennig kostet, aber für das Wohlbefinden unverzichtbar ist: über den schnellen Schlaf, den Power-Schlaf, den ich der Einfachheit halber im folgenden als »Mittagsschlaf« bezeichne.

Leben wie im Paradies

»Wenn ein Mensch im Traum das Paradies durch-
wanderte, und man gäbe ihm zum Beweis,
daß er darin gewesen ist, eine Blume mit, und er
sähe beim Erwachen diese Blume in seiner
Hand – was wäre daraus zu schließen?«

S. T. Coleridge[1]

Wir alle träumen vom Paradies. Wir stellen es uns als eine Idealwelt vor, in der alles wunderbar und einfach ist. Auf diesem imaginären Planeten gibt es weder Streß noch Krankheiten. Die Menschen leben glücklich und frei, fühlen sich wohl in ihrer Haut. Aggressivität und Krieg sind ihnen vollkommen fremd. Liebe und gegenseitige Zuneigung bestimmen die zwischenmenschlichen Beziehungen. Ist eine solche Welt eine komplette Utopie ... oder ist sie ein verrückter Traum, den wir uns aber doch erfüllen können?

Es gibt in der Tat Lebensweisen, die sich von der, die wir kennen, unterscheiden. Betrachtet man die Lebensart anderer Kulturen, so wird deutlich, daß friedliebende, ruhige Völker, die keinen Streß kennen, sich Zeit zum Leben, zum Schlafen und zum Träumen nehmen! Und auch in unserer Gesellschaft, in der Streß allgegenwärtig ist, in der Aggressivität, Mißtrauen und Konkurrenzkampf die zwischenmenschlichen Beziehungen regieren, ist der mittägliche Schlaf ein wirksames und einfaches Mittel, um auf individueller Stufe das körperliche und seelische Wohlbefinden wiederzuentdecken, ohne jedoch die beruflichen Anforderungen zu vernachlässigen. Der Mittagsschlaf ist keine Utopie, sondern vielmehr ein praktikables, einfach zu handhabendes Instrument, das keinerlei Anstrengung erfordert und uns ein Stückchen des erträumten Paradieses wiedergibt.

---

[1] Aus Jorge Luis Borges, *Die Träume*, Hanser, München 1981, S. 52

Ein einzigartiges Buch

Dies ist weltweit das einzige Buch, das sich ausschließlich dem Mittagsschlaf widmet. Über die Bedeutung des gesunden Schlafs wurden schon unzählige Werke veröffentlicht; der Mittagsschlaf hingegen wurde bisher sträflich vernachlässigt, obwohl er, wie wir im folgenden noch sehen werden, ein bedeutender Bestandteil unseres Schlafs ist. Dieses Buch ist an jene gerichtet, die das Gute zu schätzen wissen. Ein angenehmeres und gesünderes Leben führen, dem Streß den Rücken kehren und trotzdem bei guter Laune die geforderte Leistung erbringen: All das liegt für uns heute im Bereich des Möglichen!

Gesundheit und Zufriedenheit – so einfach ist das!

Dieses Buch wird dem Leser in vielerlei Hinsicht einfach, selbstverständlich, ja fast naiv vorkommen. Das ist beabsichtigt! Wie häufig kommt man im Leben am besten voran, indem man das Naheliegendste realisiert, indem man die elementarsten Dinge in die Praxis umsetzt. Und das trifft in ganz besonderem Maß auf den Bereich der Gesundheit zu. Essen, wenn man Hunger hat, die Nahrung zu sich nehmen, die unserem Organismus bekommt, schlafen, wenn man müde ist, den individuellen Biorhythmus respektieren: Wir, die wir in einer modernen und technisierten Welt leben, müssen erst wieder erlernen, was den Tieren ihr Instinkt vorgibt.

Gesundheit erreicht man nicht durch den Griff nach modernen Medikamenten, sondern dadurch, daß man lernt, auf seinen Körper zu hören, seinen Rhythmus zu respektieren und seinen Bedürfnissen gerecht zu werden. Lesen Sie aufmerksam die folgenden Kapitel, und Sie werden erkennen, daß man durch eine natürliche Lebensweise, mit der der Mittagsschlaf untrennbar verbunden ist, Gesundheit und Zufriedenheit erlangen kann.

Der Mittagsschlaf ist einfach zu erlernen und durchzuführen. Und eigentlich brauchen wir ihn ja gar nicht einmal zu erlernen, denn für kleine Kinder ist der Mittagsschlaf die natürlichste Sache der Welt. Wir müssen also nur wieder zu Kindern werden.

Was ist der Mittagsschlaf?

Die in den südeuropäischen und lateinamerikanischen Ländern für den Mittagsschlaf gebrauchte Bezeichnung »Siesta« stammt von dem lateinischen Wort »sixta«, was soviel wie »die sechste Stunde des Tages« bedeutet und sich auf die Mittagsstunde der Römer bezieht. Die Siesta ist also die – mit oder auch nicht mit dem Schlaf verbundene – Ruhezeit, die der Mittagsmahlzeit folgt. Man kann während der Siesta schlafen, muß es aber nicht gezwungenermaßen; auch eine einfache Ruhepause oder ein kurzes Ausstrecken während des Tages kann man durchaus als Siesta bezeichnen. Die Mittagsruhe wird von allen Völkern der Erde praktiziert, viel mehr noch aber von allen Säugetieren und den meisten anderen Tierarten. Sie ist, wie wir noch sehen werden, Teil unseres fundamentalen Biorhythmus.

Die Alten kennen die Wohltaten des Mittagsschlafs

Der Mittagsschlaf war ein wichtiger Bestandteil des Lebens unserer Großeltern. Sie wußten, daß er innere Spannungen löst, neue Vitalität bringt, der Gesundheit dient und ein ausgeglichenes, freundliches Wesen verleiht – in unserer Welt scheinen all diese Wohltaten in Vergessenheit geraten zu sein. Nachdem Streß und Hektik schon seit Jahrzehnten zu unserem Alltag gehören, erleben wir heute eine breite Bewegung, deren Ziel es ist, der Natur, dem Respekt vor dem Menschen und den Werten vergangener Zeiten wieder Bedeutung zu geben. Schon Horaz prophezeite, daß viele der lange Zeit vergessenen Dinge eines Tages wiederauferstehen würden.

Der Mittagsschlaf ist Teil dieses allgemeinen Strebens nach einem erweiterten Bewußtsein und einem gesünderen Leben.

Die unzähligen Wohltaten des Mittagsschlafs

Der mittägliche Schlaf ist eine wohltuende und natürliche Angelegenheit. Dieses Buch möchte Ihnen helfen, die unendlichen Wohltaten des Mittagsschlafs wiederzuentdecken. Nachdem Sie etwas über unseren Biorhythmus erfahren haben (»Die Biorhythmen«, S. 21), werden Sie mit einer Art »Bedienungsanleitung« für den Mittagsschlaf bekannt gemacht (»Wie man Mittagsschlaf hält«, S. 53), denn es gibt, je nach den Umständen, eine beachtliche Auswahl an Formen, den Mittagsschlaf zu halten. Anschließend wird die Bedeutung des Mittagsschlafs für die Gesundheit aufgezeigt (»Der Mittagsschlaf – Quelle der Gesundheit«, S. 85). So ist es beispielsweise wissenschaftlich erwiesen, daß ein regelmäßiger Mittagsschlaf das Infarktrisiko mindert. Aber der Mittagsschlaf ist überdies eine unerschöfliche Quelle der Kreativität und Intuition (»Der Mittagsschlaf – Quelle der Kreativität«, S. 109); er unterstützt die Entfaltung unserer inneren Talente. Man kann in der Tat während des Mittagsschlafs die Lösung für vielfältige Probleme finden, sei es im privaten oder im beruflichen Bereich, handelt es sich um wissenschaftliche Fragen, um künstlerische Inspiration, um berufliche Entscheidungen oder um Liebesangelegenheiten... Im Schlaf finden Sie die Antworten auf alle Fragen, die Sie bewegen. Darüber hinaus ist der Mittagsschlaf eine einzigartige Energiequelle – sowohl auf persönlicher Ebene als auch für Unternehmen

(»Der Mittagsschlaf – Quelle der Leistungskraft«, S. 121). Daneben fördert er die geistigen Kräfte; die Ruhepause kann zum Gebet oder zur Meditation genutzt werden (»Der Mittagsschlaf – Quelle der Spiritualität«, S. 139). Wir werden sehen, was unter einem »Meister des Mittagsschlafs« zu verstehen ist und wie wir alle zu einer solchen Meisterschaft gelangen. Wir werden lernen, uns unabhängig von unserem Aufenthaltsort binnen weniger als einer Minute völlig zu entspannen (»So werden Sie Meister des Mittagsschlafs«, S. 151). Im Anschluß an dieses Kapitel kann der Leser in einem Test unter dem Motto »Sind Sie ein Meister des Mittagsschlafs?« feststellen, wie weit er in seinen Fähigkeiten schon fortgeschritten ist. Und schließlich zeigt das Schlußkapitel die Bedeutung des Mittagsschlafs für unser persönliches Wohlbefinden, für die Volksgesundheit und die Leistungsfähigkeit unserer Unternehmen auf.

Wir alle können vom Mittagsschlaf profitieren. Aus diesem Grund richtet sich das Buch sowohl an Erwachsene als auch an Kinder und Jugendliche, an Frauen und an Männer, an Arme und an Reiche, an Kranke und an Leistungssportler. Für diejenigen, deren Leben mit Aktivitäten vollgepackt ist, bedeutet der Mittagsschlaf einen Schritt in Richtung eines streßfreien Lebens, eine Möglichkeit, auf lange Sicht dynamisch und leistungsfähig zu bleiben, immer wieder die »Batterien aufzuladen«. All jenen, die den größten Teil des Tages zu Hause verbringen, etwa Hausfrauen, Arbeitslose oder ältere Menschen, bietet der Mittagsschlaf die Chance, dem Tagesablauf einen gewissen Rhythmus zu geben, Kreativität zu entfalten und harmonisch zu leben.

Dieses Buch möchte Anleitung sein, uns selbst besser kennenzulernen, um bewußter zu leben, Krankheiten vorzubeugen und unseren Bewußtseinshorizont zu erweitern. Dieses Ziel können wir erreichen, indem wir die Gesamtheit unserer psychischen und spirituellen Fähigkeiten weiterentwickeln.

»Keine Zeit« – nur eine faule Ausrede

Ich höre schon Ihren Einwand: »Für einen Mittagsschlaf habe ich keine Zeit!« Dieser Punkt wird in aller Ausführlichkeit in dem Kapitel »Der Mittagsschlaf – Quelle der Leistungskraft«, S. 121, behandelt. Wir werden sehen, daß der Mittagsschlaf keine verlorene Zeit ist, sondern vielmehr gewonnene Zeit – sowohl für die Unternehmen als auch für den einzelnen. Der Mittagsschlaf ist sogar eine überaus lohnende Investition: Er kostet, beschränkt man ihn auf etwa eine halbe Stunde, keinen Pfennig und bringt großen Nutzen, ja sogar Zeitgewinn. Ein voller Terminkalender ist also kein Grund, den Gedanken an einen Mittagsschlaf sofort zu verwerfen. Viele große Persönlichkeiten, die weitaus berühmter und beschäftigter waren als Sie und ich, haben sich die Zeit für den mittäglichen Schlaf genommen. Warum also nicht auch Sie? Ein altes chinesisches Sprichwort sagt: »Jemand, der etwas tun möchte, findet immer einen Weg. Jemand, der etwas nicht tun möchte, findet immer eine Ausrede.« Die Frage nach der Zeit ist in diesem Zusammenhang unzulässig, ebenso wie das Argument »keine Zeit« nur ein Vorwand ist, den uns der allgegenwärtige Streß liefert. Die richtige Frage hingegen lautet: »Sind wir bereit, dem unnötigen Streß denn wirklich ein Ende zu machen?«

Viele Menschen nehmen sich nicht einmal mehr die Zeit zu leben, weil sie pausenlos ihren Aktivitäten hinterherhetzen. Wer nutzt denn überhaupt einen der wenigen ruhigen Augenblicke zum Ausruhen und zur Besinnung? Wie oft rauben wir uns selbst den letzten stillen Moment, indem wir das Radio oder den Fernsehapparat einschalten, die uns weiterhin in Streß halten? Wie oft verrennen wir uns schon in neue Projekte, wenn die vorhergehende Arbeit noch nicht einmal abgeschlossen ist?

Unser oftmals blinder Aktivismus ist ein Vorwand, um uns nicht mit bestimmten Dingen auseinandersetzen zu müssen – und er ist eine Rechtfertigung für den immerwährenden

Streß und die Mißachtung unseres Biorhythmus. In Wirklichkeit haben wir doch alle Zeit der Welt, wenn wir sie uns nur nehmen wollen. Es liegt bei uns selbst, unser Leben so zu organisieren, daß genug Zeit für die eigenen Belange bleibt. Und mit etwas gutem Willen findet jeder von uns einen Augenblick am Tag für den Mittagsschlaf, und seien es nur zehn Minuten.

Lesen Sie dieses Buch in Ruhe

Für die Lektüre dieses Buches sollten Sie es sich in einem Sessel, auf dem Sofa oder, wenn Sie möchten, in einer Hängematte bequem machen. Schließen Sie für eine Viertelstunde die Augen, wenn Ihnen danach zumute ist, und lesen Sie anschließend mit Muße einige Seiten in diesem Buch. Lesen Sie langsam und ohne Eile, genießen Sie die Seiten wie ein erfrischendes Getränk. Nehmen Sie sich die Zeit, um in Ihrem eigenen Tempo zu lesen, setzen Sie sich nicht unter Druck. Lesen Sie lieber nur wenige Seiten, und denken Sie anschließend über das Gelesene und die Umsetzung in die Praxis nach. Dieses Vorgehen ist wesentlich sinnvoller, als das Buch zu verschlingen, aber keine Schlüsse für das eigene Leben daraus zu ziehen. Wenn es um Ihr Wohlbefinden geht, zählen die Ergebnisse – nicht die Theorien. Wenn Sie dieses Buch nutzen wollen, ohne sich Streß zu bereiten oder Zeit zu verlieren, dann lesen Sie es doch einfach im Zug, Bus oder in der U-Bahn auf dem täglichen Weg zur Arbeit oder in den Ferien. Nutzen Sie Ihre »tote Zeit«, um einige Sätze zu lesen und darüber nachzudenken, wenn Sie zum Beispiel auf einen Zug warten oder im Flugzeug sitzen. Nehmen Sie sich vor, dieses Buch nicht nur einmal, sondern zweimal zu lesen. Nehmen Sie es genau ein halbes Jahr nach der ersten Lektüre ein zweites Mal zur Hand – notieren Sie gleich beim ersten Durchgang in Ihrem Kalender den Termin für die zweite Lektüre. Nur so können

Sie feststellen, ob Sie das Gelesene auch wirklich in die Tat umgesetzt haben. Stellen Sie dieses Buch nach der Lektüre nicht zu den vielen anderen Büchern ins Regal, sondern geben Sie es Freunden oder Verwandten, denn wie Sie ja schon wissen, ist der Streß allgegenwärtig und verschont fast keinen von uns. Ihre Mitmenschen sehnen sich ebenso wie Sie nach einem ruhigeren Leben – und dazu müssen auch sie die Wohltaten des Mittagsschlafs wiederentdecken.

Dieses Buch möchte vor allem praktische Anleitungen geben und nicht nur eine Sammlung intellektueller Reflexionen über den Mittagsschlaf sein. Mein Ziel ist erreicht, wenn Sie dank der Lektüre dieses Buches in Zukunft öfter einen erholsamen Mittagsschlaf halten, daran Gefallen finden und danach wieder fit und gutgelaunt an Ihre Arbeit gehen. Und ganz besonders freue ich mich, wenn Sie vielleicht schon in einigen Monaten in der Lage sind, augenblicklich einzuschlafen und ganz unabhängig vom Ort in weniger als einer Minute Erholung zu finden.

Aber das eigentliche Ziel des Buches geht noch über die Kunst des Mittagsschlafs hinaus; es handelt sich vielmehr um eine Lebensphilosophie. In diesem Buch steckt ein Schatz; es kann Ihre Sicht der Dinge verändern. Diese Philosophie ließe sich leicht in einigen wenigen Sätze zusammenfassen, die dann jeder auswendig lernen könnte; die Erfahrung zeigt jedoch, daß jeder seinen eigenen Weg zu diesem Schatz finden muß. Der Schlüssel zum Glück kann nicht von einem Fremden überreicht werden – wir selbst müssen ihn finden. Was man sich selbst erarbeitet hat, wird tiefer in der eigenen Person verwurzelt sein. Nur Sie selbst können durch die Lektüre den Schatz für sich entdecken. Suchen Sie zwischen den Zeilen die Geheimnisse des Glücks und eines zufriedenen, ausgeglichenen Lebens. Wenn Sie ernsthaft und aufrichtig danach suchen, werden Sie es finden und erfahren, wie die einfachsten Dinge Ihr Leben von Grund auf verändern können. Viel Vergnügen beim Lesen!

I. Die Biorhythmen

»Es bedarf nur weniger
und sehr einfacher Kenntnisse,
um zur Weisheit zu gelangen.«

Louis Lavelle

Die Chronobiologie, der Rhythmus des Lebens

Die Natur ist von Rhythmen geprägt: vom Rhythmus von Leben und Tod, vom Kommen und Gehen der Gezeiten, von Tag und Nacht, von den Phasen des Mondes, vom Wechsel der Jahreszeiten. Vom Lauf der Gestirne bis hin zu den molekularen Schwingungen ist praktisch jeder Bestandteil des Universums einem bestimmten Rhythmus unterworfen; periodische Abläufe sind eine fundamentale Eigenschaft alles Lebenden. Diese »Rhythmen des Lebens« werden Biorhythmen genannt. Die Wissenschaft, die sich der Erforschung dieser Rhythmen widmet, heißt Chronobiologie (griechisch *chronos* = Zeit, griechisch *bios* = Leben, griechisch *logos* = Lehre). Diese sehr alte Wissenschaft, für die sich schon vor dreitausend Jahren die Ägypter interessierten, lehrt uns, daß es für alles einen bestimmten Zeitpunkt gibt. So wird unser Organismus von einer Vielzahl »innerer Uhren« gesteuert, die miteinander in Kontakt stehen. Diese »inneren Uhren« bestimmen beispielsweise den Spiegel bestimmter Hormone, den Pegel unserer Vitalität, unsere Körpertemperatur und natürlich auch unseren Schlaf. So steht beispielsweise der Wirkungsgrad und die zu verabreichende Dosis vieler Medikamente in engem Zusammenhang mit dem Zeitpunkt der Einnahme. Die Chronobiologie erforscht den günstigsten Zeitpunkt für die Einnahme bestimmter Medikamente, also den Zeitpunkt, zu dem die positive Wirkung der Arznei am größten ist und die unerwünschten Effekte am geringsten sind.

Nun drängt sich die Frage auf, an welcher Stelle in unserem Körper sich diese »inneren Uhren« befinden, die den Rhythmus unseres Körpers und nicht zuletzt auch unseren Schlaf bestimmen. Zunächst vermutete man dieses Instrumentarium im Gehirn des Menschen. Lange Zeit glaubte man, daß die Zirbeldrüse (Epiphyse), eine im Gehirn befindliche Drüse von nur etwa fünf Millimeter Durchmesser, die auch Pinealorgan genannt wird, die Tätigkeit der »inneren Uhren« koordiniert. Schon der griechische Arzt Herophilos, der um 335 v. Chr. sein Metier ausübte, nahm an, daß die Zirbeldrüse die wichtige Rolle des »Schließmuskels der Gedanken« spielt.

Später glaubte Descartes, in der Zirbeldrüse den Sitz der »rationalen Seele« gefunden zu haben. Die Epiphyse spielt im menschlichen Gehirn zweifelsohne eine bedeutende Rolle, aber sie ist wohl nicht der so gesuchte Aufenthaltsort der »zentralen inneren Uhr«.

Heute hat man den Gedanken an eine einzige innere Uhr verworfen[1] und ist vielmehr der Ansicht, daß die Biorhythmen von einer Vielzahl »innerer Uhren« oder sogenannter Oszillatoren gesteuert werden, die sich auf ganz unterschiedlichen Ebenen befinden, etwa in den Zellen, im Gewebe und in den verschiedenen Organen.

Einer der grundlegenden Rhythmen ist der Tag-Nacht-Rhythmus, der in einem vierundzwanzigstündigen Zyklus abläuft, also in der Zeit, in der die Erde sich einmal um die eigene Achse dreht. Dieser Rhythmus bestimmt durch das Tageslicht die Aktivitäten der meisten Lebewesen auf der Erde. So ist es wissenschaftlich erwiesen, daß sowohl Menschen als auch Tiere in totaler Isolierung vom Tageslicht nicht nach dem 24-Stunden-Turnus leben, sondern einem ganz anderen Rhythmus unterworfen sind.

Die Erfindung des elektrischen Lichts, die wir Thomas Alva Edison verdanken, ist ohne jeden Zweifel eine der größten Errungenschaften der Menschheit. Doch auf der anderen Seite ist diese geniale Erfindung sicherlich zumindest teilweise für die Veränderungen unserer Biorhythmen und Schlafgewohnheiten verantwortlich. Das elektrische Licht erlaubt es uns, uns über den Tag-Nacht-Rhythmus hinwegzusetzen, und bewirkt eine Irreführung unserer »inneren Uhren«. Wir haben

---

[1] Racle, G., »Faites connaissance avec vos rhythmes biologiques«, *Nutrition Evolutive*, Nr. 12, ⁴1990

nun zwei Möglichkeiten: Wir können unsere »inneren Uhren« weiterhin betrügen und unter diesem Zustand leiden oder aber unsere natürlichen Rhythmen wiederentdecken. C. W. Hufeland drückte die Situation folgendermaßen aus: »So mancher glaubt, es sei gleichgültig, ob man am Tag oder in der Nacht schläft. Noch spät in der Nacht sitzt man am Schreibtisch oder geht Vergnügungen nach und glaubt, man könne den versäumten Schlaf nachholen, indem man bis mittags schläft. Ich warne jeden davor, diesem Irrglauben aufzusitzen, der die Gesundheit kosten kann.«[1] Diesem Irrglauben würde man ohne das elektrische Licht nicht verfallen. Diese Erfindung, so nützlich sie auch sein mag, führt zu einem Paradoxon, bringt unseren Biorhythmus aus dem Gleichgewicht und entfernt uns von der Natur.

Die Rhythmen des Schlafs

»Schlaf und Träume, aber auch der Zustand
vollkommener Wachheit werden auf wundersame Weise
von unseren Biorhythmen bestimmt.«

Jeremy Campbell, Universität von Oxford

Das menschliche Gehirn schaltet wie das der meisten Wirbeltiere ununterbrochen zwischen Schlaf und Wachheit hin und her. Tagsüber sind wir aktiv, nachts schlafen wir. In den Phasen der Wachheit, während des Tages also, empfängt unser Gehirn eine Unmenge von Informationen: Bilder, Geräusche, Empfindungen und vieles mehr. Diese Eindrücke werden aufgenommen und angemessen beantwortet. Der Stoffwechsel verbraucht in dieser Situation Energie. Im Schlaf hingegen erholt sich das Gehirn; der Stoffwechsel ist mit der Erneuerung und dem Aufbau von Gewebe beschäftigt. Schlaf und

---

[1] Hufeland, C. W., *Die Kunst, das menschliche Leben zu verlängern*, 2. Auflage, Jena ²1978

Wachheit wechseln sich unser Leben lang ab, und jeder dieser beiden Zustände hat seine Berechtigung.

Bis vor kurzem war man der Meinung, es käme lediglich auf die Gesamtdauer des täglichen Schlafs an und weniger darauf, wann der Schlaf stattfindet. Also begnügte man sich im Erwachsenenalter mit dem nächtlichen Schlaf. Die jüngsten Forschungsergebnisse der Chronobiologie haben jedoch gezeigt, daß die richtige Aufteilung des Schlafs über den ganzen Tag von entscheidender Bedeutung ist. So kennen wir alle das Sprichwort: »Die Welt gehört dem Frühaufsteher.« In der Tat ist es ein gewaltiger Unterschied, ob man früh zu Bett geht und auch früh wieder aufsteht oder erst spät Schlaf findet und gegen Mittag aus den Federn kriecht. Und so sagt auch der Volksmund: »Der Schlaf vor Mitternacht zählt doppelt.« Schlaf und Wachheit sind Bestandteile eines Biorhythmus, der in erster Linie auf dem Wechsel zwischen Tag und Nacht beruht. Daneben gibt es noch sekundäre Rhythmen, die etwa darauf basieren, daß in unserem Gehirn alle neunzig Minuten Hormone freigesetzt werden, die die Schlafbereitschaft steigern. Aus diesem Grund können sich Kinder in der Schule nicht länger als anderthalb Stunden am Stück konzentrieren – und das gilt im Prinzip auch für Erwachsene. So sollte ein Fernfahrer nie länger als eine Stunde ohne Unterbrechung am Steuer sitzen, denn nach etwa anderthalb Stunden lassen Aufmerksamkeit und Reaktionsbereitschaft auch bei ihm stark nach.

Mindestens ein Mittagsschlaf pro Tag

Wir wissen nun, daß unser Schlaf verschiedenen Biorhythmen, besonders aber dem 24-Stunden-Takt, dem sogenannten zirkadianen Rhythmus unterworfen ist. Wie bei den Gezeiten finden im Lauf eines Tages mehrere Wechsel zwischen Schlaf und dem Zustand der Wachheit statt. So durchläuft ein Säugling täglich mehrere Schlaf- und Wachphasen, während der Erwachsene sein Schlafbedürfnis zum größten Teil nachts befriedigt und sich tagsüber höchstens ein kurzes Nickerchen nach dem Mittagessen gönnt. Richard Belfer sagt dazu folgendes: »Das Nickerchen während des Tages ist ein angeborenes chronobiologisches Bedürfnis. Es verleiht uns neue Schaffenskraft und Konzentration, vertreibt die Müdigkeit, lockert nervöse Spannungen und hebt unsere Laune.« Der Autor fährt fort: »Die jüngsten Forschungen auf dem Gebiet des Schlafs und der Chronobiologie haben ergeben, daß der Nachmittag trotz unseres hektischen Lebensrhythmus der geeignete Zeitpunkt für ein Nickerchen ist.« Diese Tatsache ist allerdings schon seit der Veröffentlichung der Arbeiten Lehmans bekannt. Der amerikanische Wissenschaftler fand heraus, daß die Leistungskurve während der Arbeit am frühen Nachmittag zwischen 14 und 16 Uhr rapide abfällt.[1]

Einige Jahre lang gingen die Wissenschaftler davon aus, daß die am frühen Nachmittag auftretende Müdigkeit eine Folge der Verdauungstätigkeit des Organismus sei. Heute neigt man zu der Ansicht, daß die Müdigkeit zu dieser Tageszeit angeboren ist. Stünden die »Durchhänger« am Nachmittag tatsächlich mit der Nahrungsaufnahme in Zusammenhang, so müßte sich sowohl nach dem Frühstück als auch nach dem Abendessen ein solcher Tiefpunkt einstellen; Menschen hingegen, die auf das Mittagessen verzichten, dürften nicht in das sogenannte »Drei-Uhr-Loch« fallen. Untersuchungen haben jedoch das Gegenteil ergeben. Das Nickerchen am Nachmittag scheint also genetisch vorprogrammiert zu sein. Die Annahme, daß zwischen dem Mittagessen und der nachmittäglichen Müdigkeit kein Zusammenhang besteht, wurde auch von dem Forscherteam um den französischen Professor Michel Billiard bestätigt. Billiard leitet das Zentrum für Schlafforschung am Krankenhaus Gui de Chauliac im süd-

---

[1] Lehman, G., *Biological Cycles and Performances of Work,* New York 1962, S. 285

französischen Montpellier. Der international anerkannte Schlafforscher kommt zu dem Schluß, daß der »Mittagsschlaf zu unserem genetischen Programm gehört« und wir »physiologisch darauf ausgerichtet sind, am Nachmittag ein Nickerchen zu halten«. Diesen Standpunkt teilt auch der Schlafforscher Pierre Fluchaire, Autor zahlreicher Veröffentlichungen zum Thema »Wiederentdeckung des gesunden Schlafs«. Er ist der Ansicht, daß der Schlaf nicht an einem Stück stattfinden sollte, sondern in kleinen Portionen über den Tag verteilt.

Obwohl wir als Angehörige der hochentwickelten Industrienationen unsere ursprünglichen Schlafgewohnheiten und den Mittagsschlaf der Steigerung der Arbeitseffektivität geopfert haben, weisen zahlreiche Wissenschaftler darauf hin, daß der optimale Schlaf nicht einphasig, also nur während der Nacht, stattfinden sollte, sondern in Form mehrerer kurzer Nickerchen und Erholungspausen verteilt über den ganzen Tag. Mit anderen Worten bedeutet dies, daß unser Biorhythmus mindestens ein Nickerchen während des Tages vorsieht. Das trifft besonders für Kinder zu, gilt aber auch für Erwachsene. Der Mittagsschlaf ist Teil unseres angeborenen Biorhythmus; wir lebten in der Tat besser und gesünder, wenn wir uns öfter ein Nickerchen oder eine Erholungspause gönnen würden.

Die Hirnströme (Elektroenzephalogramm)

Der Psychiater und Neurologe Hans Berger war der erste, der im ersten Drittel des 20. Jahrhunderts elektrische Ströme im menschlichen Gehirn feststellte. Das Gehirn produziert ähnlich wie ein Elektrizitätswerk ständig kleine Mengen Elektrizität. Obwohl es sich nur um sehr geringe Mengen handelt, lassen sie sich mit Hilfe zweier an ein sensibles Voltmeter angeschlossener Elektroden messen; und selbst für einen erfahrenen und abgeklärten Wissenschaftler ist diese Art der Messung immer wieder aufs neue faszinierend. Ist es nicht erstaunlich, auf eine solche Weise den psychischen Zustand eines Menschen feststellen zu können? Diese Meßmethode nennt man Elektroenzephalographie, kurz EEG; es handelt sich um die Ableitung und Aufzeichnung der durch die Tätigkeit der Hirnrinde entstehenden feinen Ströme. Dabei werden die Elektroden auf die Haut aufgesetzt; die Hirnströme lassen sich auf diese Weise messen, da die Wellen Schädeldecke und Kopfhaut durchdringen und auf der Oberfläche der Haut registriert werden können. Das Signal des Elektroenzephalogramms besteht in elektrischen Schwingungen, deren Rhythmus sich normalerweise zwischen einer und dreißig Schwingungen pro Sekunde bewegt.

Anhand dieses Rhythmus unterscheidet man vier psychische Zustände:

- Man spricht von einem *beta-Rhythmus*, wenn mehr als zwölf Wellen pro Sekunde gemessen werden. Der beta-Rhythmus kennzeichnet die Wachheits- und Aktivitätsphasen. Das Gehirn sendet beta-Wellen aus, wenn es tätig ist, beispielsweise während einer Kopfrechnung oder wenn der Mensch spricht.
- Ein *alpha-Rhythmus* liegt vor, wenn zwischen acht und zwölf Wellen pro Sekunde gemessen werden. Das Gehirn produziert beta-Wellen, wenn das Individuum zwar bei Bewußtsein ist, sich aber passiv verhält, sich etwa mit geschlossenen Augen kurz vor dem Einschlafen befindet – zum Beispiel während einer Erholungspause oder kurz nach dem Einnicken –, oder aber einfach nur bei geschlossenen Augen klassischer Musik lauscht. In der alpha-Phase ist das Bewußtsein wach, das Individuum kann seine Gedanken lenken, doch sind die Tore zum Unterbewußtsein bereits geöffnet; der Mensch ist also in der Lage, bewußt auf das Unterbewußte einzuwirken. Dieses Phänomen erklärt, weshalb man den alpha-Zustand in allen Meditationstechniken, in Phasen der Kontemplation, in Hypnose-

und Selbsthypnosezuständen, bei Techniken der Selbstfindung und der geistigen Programmierung findet.
- Von einem *theta-Rhythmus* ist bei vier bis acht Wellen pro Sekunde die Rede. Der theta-Rhythmus liegt bei festem Schlaf vor, wobei die Ursache des Schlafs keine Rolle spielt. Es kann sich also um natürlichen Schlaf, um Hypnoseschlaf oder um einen Mittagsschlaf handeln.
- Ein *delta-Rhythmus* liegt vor, wenn zwischen einer und vier Wellen pro Sekunde gemessen werden. Der delta-Rhythmus tritt während des Tiefschlafs auf und folgt dem theta-Rhythmus, wobei die Ursache des Schlafs ebenfalls ohne Bedeutung ist.

Das EEG während des Mittagsschlafs

Während des mittäglichen Schlafs verlangsamen sich nach und nach die Hirnströme – wie auch während des nächtlichen Schlafs. Sie gehen vom alpha-Rhythmus über den beta- und theta- in den delta-Rhythmus über. Der Tiefschlafphase folgt dann die Traumphase, die oft auch als »paradoxer Schlaf« bezeichnet wird. Während dieser Phase zeigt das Elektroenzephalogramm einen beta-Rhythmus, ganz so, als sei das Individuum wach, während es jedoch immer noch fest schläft und träumt – so erklärt sich das Adjektiv »paradox«. An den Hirnströmen kann man keinen Unterschied zwischen dem nächtlichen Schlaf, einem Mittagsschlaf oder einem Hypnoseschlaf ablesen. Die elektrischen Schwingungen, die das Gehirn produziert, geben demnach keinen Aufschluß über die Ursache des Schlafs.

Die Erholung des Gehirns während des Mittagsschlafs manifestiert sich also in einer Verlangsamung der Hirnströme. Geistige Aktivitäten wie etwa Nachdenken, Rechnen oder auch Streß steigern die Schwingungen der Hirnströme, während ein Nickerchen das Gegenteil bewirkt. Dies zeigt auf wissenschaftliche Weise, was wir alle bereits wissen: Sowohl nächtlicher Schlaf als auch der Mittagsschlaf sorgen für einen Ausgleich der durch Streß und Müdigkeit bedingten psychischen Erscheinungen.

Diese »Anti-Streß-Wirkung« des Schlafs konnte auch auf einem ganz anderen Weg in Laborversuchen nachgewiesen werden. In Streßsituationen schüttet der Körper ein entsprechendes Hormon aus, das Cortisol. Blutproben, die Testpersonen während des Schlafs abgenommen wurden, ergaben, daß sich der Cortisolgehalt im Blut mit zunehmender Dauer des Schlafs reduziert. So ist es also zum einen durch die Messung der Hirnströme und zum anderen durch Blutuntersuchungen erwiesen, daß der Mittagsschlaf einen Ausgleich zu den negativen Folgen von Streß schafft.[1]

Darüber hinaus finden während des Schlafs im menschlichen Körper noch weitere Prozesse statt: Herzrhythmus, Arteriendruck und Energieverbrauch sinken, die Körpertemperatur fällt um einige Zehntel Grad ab.

Versuche in totaler Isolierung

Einige an der Erforschung der Chronobiologie interessierte Wissenschaftler haben Versuche in totaler Isolierung durchgeführt. Einer der ersten Forscher, der Versuche dieser Art anstellte, war Dr. Jürgen Aschoff, der freiwillige Testpersonen für zwei Wochen in einem abgeschlossenen, künstlich beleuchteten Raum ohne jegliche zeitliche Orientierungshilfen (Uhren oder Tageslicht) leben ließ. Die Versuchspersonen, in den meisten Fällen Studenten, die die Situation zur Prüfungsvorbereitung nutzten, hatten die Vorgabe, in fensterlosen

---

[1] Ishihara, K., Miyasita, A., Inugami, M., Fukuda K. und Miyata Y. (Notre Dame Seishin University, Okayama/Japan), »Differences in sleep/wake habits and EEG sleep variables between active morning and evening subjects«, *Sleep*, [8]1987, Bd. 10(4), S. 330–342

Ein-Zimmer-Appartements ihrem ganz normalen Tagesablauf nachzukommen, allerdings ohne zeitliche Orientierungshilfen und Kontakt zur Außenwelt. Nach einer zehntägigen Eingewöhnungsphase hatte sich bei den meisten der Testpersonen ein fünfundzwanzigstündiger Tag-Nacht-Rhythmus eingependelt. Bei einigen wenigen betrug dieser Rhythmus bis zu 36, bei anderen lediglich 16 Stunden. Aber praktisch keiner der Probanden behielt exakt seinen 24-Stunden-Takt bei. Dieser Versuch zeigt, daß ein äußerer Faktor, nämlich das Tageslicht, eine wichtige Rolle für unseren Biorhythmus spielt. Das Gehirn selbst ist nicht in der Lage, von sich aus die Dauer des Tag-Nacht-Kreislaufs einzustellen.

Der Franzose Michel Siffre verbrachte 1962 sechs Monate abgeschlossen und ohne natürliches Tageslicht unter der Erde. Auf diese Weise konnte er den Tag-Nacht-Rhythmus, den Wechsel zwischen Schlaf und Wachsein in einem Zustand totaler Isolation aufzeigen. Wie schon Dr. Aschoff herausgefunden hatte, verlängert sich dieser Rhythmus in dem tageslichtfreien Zustand der Isolation: Nach 58 Tagen in der Höhle von Scarasson schätzte Michel Siffre seinen Aufenthalt unter der Erde auf lediglich 30 Tage.

Véronique Le Guen, die 100 Tage unter der Erde in einer Höhle verbrachte, hatte die Feststellung gemacht, daß der Schlaf sich im Verlauf eines Tages in zwei Phasen teilte: in einen Schlaf von langer Dauer, der dem nächtlichen Schlaf entsprach, und einem kürzeren Schlaf, der dem Mittagsschlaf gleichkam. Der Schlaf zur Mittagszeit scheint also tatsächlich fester Bestandteil unseres Biorhythmus zu sein.

In Anbetracht der zahlreichen Versuchsergebnisse kann man mit den Worten Jeremy Campbells wohl festhalten, daß »die meisten Menschen ihren Tageszyklus spontan auf 25 Stunden oder mehr einstellen und das Tageslicht diesen Rhythmus Tag für Tag zurechtrückt«.

Die Wohltaten des Mittagsschlafs in Laborstudien

In der ganzen Welt wurden zahllose wissenschaftliche Laborstudien zum Mittagsschlaf durchgeführt. Die Ergebnisse zeigen, daß der Mensch im Verlauf eines Tages zu zwei Zeitpunkten ein besonders starkes Schlafbedürfnis verspürt: am frühen Nachmittag und am Abend. Es deutet also alles darauf hin, daß die Natur im menschlichen Tagesablauf einen Mittagsschlaf vorgesehen hat.[1]

»Idealerweise sollten wir pro Nacht acht bis neun Stunden schlafen und außerdem einen fünfundsiebzigminütigen Mittagsschlaf halten«, so Dr. Coleman, Schlafforscher an der kalifornischen Universität Stanford. Diese Aussage kann als durchschnittlicher Richtwert bezogen auf die gesamte Bevölkerung betrachtet werden, wobei allerdings der eine oder andere doch mit weniger nächtlichem Schlaf auskommt und einige »Meister des Nickerchens«, unterstützt durch gesunde Lebensführung (tägliche sportliche Betätigung, Rohkosternährung), ihr Schlafbedürfnis so zu steuern lernen, daß ihnen ein nächtlicher Schlaf von vier bis fünf Stunden und ein dreißigminütiger Schlaf während des Tages ausreichen.

Andere Wissenschaftler vertreten die These, daß »der Mittagsschlaf normaler Ausdruck des zirkadianen Rhythmus ist. [...] Das ganze Leben hindurch besteht eine gewisse Neigung zum mittäglichen Schlaf. [...] Die positive Wirkung einer Ruhepause zu gerade jener Tageszeit scheint unbestreitbar, besonders bei Menschen, deren Aufmerksamkeit über einen längeren Zeitraum besonders gefordert ist. [...] Die Annahme eines monophasischen Schlafs beim Menschen wird immer mehr von der Annahme eines diaphasischen Schlafs ver-

---

[1] Lavie, P., und Weler, B. (Schlaflabor, Medizinische Fakultät, Technion, Institute of Technology, Haifa/Israel), »Timing of naps: effects on post-nap sleepiness levels«, *Electroencephalogr. Clin. Neurophysiol.,* ³1989, Bd. 72(3), S. 218–224

drängt, der aus einer nächtlichen Schlafphase und einer zweiten, kürzeren Schlafphase tagsüber besteht«.[1]

Es ließen sich noch zahlreiche ähnliche Auszüge aus wissenschaftlichen Abhandlungen und Forschungsergebnissen bezüglich des Mittagsschlafs zitieren, doch wir möchten die Geduld des Lesers nicht mit einer Fülle von Zitaten aus der wissenschaftlichen Literatur strapazieren.

Das Nickerchen im Berufsleben

Angehörige bestimmter Berufsgruppen müssen regelmäßige Erholungspausen einlegen, um ihre Sicherheit und die anderer zu gewährleisten. Das gilt beispielsweise für Fernfahrer, für Seeleute, für Soldaten während eines Blitzangriffs, wie er etwa in Kuwait stattgefunden hat, für Astronauten während einer Mission im Weltall, für Feuerwehrleute während eines Waldbrandes. All diese Menschen arbeiten viele Stunden am Stück und schlafen nur wenig. Ihre Erfahrungen können für all jene von Nutzen sein, die dasselbe Problem, jedoch in geringerem Maß haben; auch viele von uns arbeiten über einen bestimmten Zeitraum sehr viel und sehr konzentriert. Menschen, die den obengenannten oder ähnlichen Berufsgruppen angehören und eine sehr harte Arbeit verrichten, haben einen Trick, der ihnen beim Durchhalten hilft und den auch wir anwenden können: Sie halten ein Nickerchen, und zwar berufsmäßig; es ist für ihren Beruf notwendig. Nach einem viertelstündigen Schlaf auf einem Rastplatz kann der Fernfahrer ausgeruht seine Fahrt fortsetzen. Und wir können dieselbe Technik anwenden, um uns während des Tages ebenfalls in wenigen Minuten zu erholen. Seeleute, die allein ein Schiff steuern, schlafen nur in sehr kurzen Perioden von einer bis

---

[1] Benoit, O., und Foret, J. (Wissenschaftler der Unité 3, Inserm 47, Paris), Auszug aus »Régulation circadienne des états de veille et de sommeil«, *Neurophysiol. clin.*, Bd. 18, 1988, S. 403–431

höchstens zwei Stunden. Auch das können wir uns zu eigen machen, wenn wir unter besonders starker Arbeitsbelastung stehen oder uns kurz vor einer wichtigen Prüfung befinden. Diese Techniken des »Schlafs in Scheibchen« wurden auf empirischem Weg von den Betroffenen entwickelt. Mittlerweile haben David Dinges und seine Mitarbeiter von der medizinischen Fakultät der Universität von Philadelphia wissenschaftlich bewiesen, daß die Technik vieler kurzer Ruhepausen es dem Betroffenen ermöglicht, in schwierigen Situationen, die große Geistesgegenwart erfordern, über einen sehr langen Zeitraum wach und konzentriert zu bleiben. Die NASA (National Aeronautics and Space Administration), die ESA (European Space Agency) und die CNES (Centre National d'Études Spatiales) haben allesamt Forschungsprojekte zu den Schlafrhythmen durchgeführt, um die optimale Erholung der Astronauten sicherzustellen. Astronauten stehen im Weltall unter extremem Streß, da ein einziger Fehler fatale Auswirkungen haben kann. Gleichzeitig müssen sie in einem begrenzten Zeitraum ein Maximum an schwierigen Aufgaben erfüllen und zahllose Versuche durchführen. Astronauten lernen also schon vor ihrer Weltraummission, sich in kurzen Schlafphasen zu erholen und in jeder beliebigen Situation Schlaf zu finden. Auch wir können lernen, unseren Schlaf zu steuern; und das ist sehr hilfreich, um dem Streß standzuhalten und gleichzeitig mehr und bessere Leistung zu erbringen.

Der Mittagsschlaf in den verschiedenen Kulturen

Der Mittagsschlaf ist eine von Grund auf demokratische Angelegenheit: Ob König oder Bauer, ob Arbeiter oder Minister, ob Firmenchef oder Angestellter – sie alle haben dasselbe Schlaf- und Erholungsbedürfnis. Vor dem Schlaf sind alle Menschen gleich!

Alle Völker der Erde praktizieren den Mittagsschlaf, wobei diese Gewohnheit je nach Region oder zeitlicher Epoche unterschiedliche Formen angenommen hat. In zahlreichen Ländern, häufig sind es Entwicklungsländer, gehört das Nickerchen zum Volksbrauchtum und ist schon fast zur Institution geworden; sogar die Arbeitszeiten richten sich danach. In anderen Ländern wird das Nickerchen am Nachmittag zwar ebenso geschätzt, doch genießt es keine derartige Legitimation; das ist bei uns der Fall. Möchte man ein Nickerchen halten, muß man sich in ein abgeschlossenes Zimmer zurückziehen, sich verstecken. Oftmals wird der Mittagsschlaf gar mit einem ausschweifenden und faulen Lebensstil gleichgesetzt.

In den warmen Ländern Afrikas, Asiens und Südamerikas, auf tropischen Inseln und im Mittelmeerraum, in Regionen, in denen die Sonne das Leben bestimmt, ist der Mittagsschlaf, die Siesta, ein obligatorisches Ritual, ein ungeschriebenes Gesetz; die Hängematte gehört zum wichtigsten Besitz, denn sie ist untrennbar mit der Siesta verknüpft und – in den tropischen Ländern – unverzichtbar für ein glückliches Leben. Die Bewohner südlicher Regionen brauchen jedenfalls keine wissenschaftliche Bestätigung dafür, daß die Siesta ihnen guttut.

Die Hochburg der Siesta schlechthin ist wohl Mexiko, wo die Einheimischen keine Hemmungen haben, sich zur Mittagszeit hinter ihre großen Sombreros zu verziehen, um in aller Ruhe ihr wohlverdientes Schläfchen zu halten. Vor kurzem, als ich das Manuskript zu diesem Buch noch einmal durchging, rief mich ein Journalist des mexikanischen Fernsehens an. Er war sehr angetan von der Idee, ein Buch über den Mittagsschlaf zu schreiben, und bat mich um ein Interview; er war sich sicher, daß eine Sendung zu diesem Thema in Mexiko Erfolg haben würde. Ich versprach ihm, mich nach dem Erscheinen dieses Buches wieder bei ihm zu melden. Welch eine Idee: Ein Franzose bringt den Mexikanern die Kunst der Siesta bei!

In den alten animistischen Traditionen Asiens wird der

Schlaf als heilig betrachtet. Morgens einen Schlafenden unsanft aus seinen Träumen zu reißen, gilt dort als unhöflich und ungehörig. Ja mehr noch, ein vorzeitiges Wecken wird sogar als gefährlich angesehen, da es einen »Bruch der Seele« zur Folge haben könnte. Bei uns würde man dies eher als »Trauma« bezeichnen. Aber die Art und Weise des Erwachens ist tatsächlich ebenso wichtig wie die Qualität des Schlafs. Bei uns sogenannten »zivilisierten« Völkern sollte man »schlafende Hunde nicht wecken«, einen schlafenden Menschen hingegen reißt man ohne zu Zögern aus dem Schlaf, was einmal mehr den Mangel an Respekt zeigt, mit dem wir in unseren Breiten dem Schlaf begegnen. Ein plötzliches Erwachen ist weder angenehm noch empfehlenswert; darauf werden wir in dem Kapitel »Wie man Mittagsschlaf hält« (S. 53) noch näher eingehen.

Die alten Ägypter und Römer luden sich zum Mittagsschlaf Freunde ein. Es war auch durchaus üblich, im Liegen Besucher zu empfangen und in dieser Position zu speisen.

In China nennt man den Mittagsschlaf *xiu-xi*, und das Recht auf ein mittägliches Nickerchen ist ausdrücklich im Artikel 49 der chinesischen Verfassung von 1949 niedergelegt, der besagt, daß »jeder Arbeitende Recht auf *xiu-xi*« hat.

Vor einigen Jahren bezeichnete der chinesische Wissenschaftler Shiyi Liu von der Universität Schanghai bei einem Besuch in Frankreich das Verhältnis der westlichen Völker zum Schlaf als beunruhigend. Laut seiner Aussage »schlafen die Bewohner der westlichen Halbkugel nicht genug. Zudem vergnügen sich Studenten bis in die frühen Morgenstunden in Diskotheken, manchmal sogar mehrmals in der Woche. Wohin soll das führen?« (zitiert nach A. Borbély).

Diese Frage sollte man sich in der Tat ernsthaft stellen: Welche Art von Glück suchen wir, während wir unseren Schlaf mit Füßen treten? In Anbetracht dieser Tatsache braucht man sich nicht zu wundern, daß mehr als die Hälfte der Menschen bei uns irgendwann einmal zu Schlaftabletten greift und wir einen enormen Konsum von Beruhigungs- und Schmerzmitteln, von Kaffee, Zigaretten und anderen Drogen zu verzeichnen haben.

Die hinduistische Philosophie hat das Nickerchen in einer anderen Form bekanntgemacht: als Entspannung. Und so sieht man die hinduistischen Gottheiten Wischnu und Krischna auch sehr oft in liegender Haltung abgebildet. In Indien ist es verpönt, einen Schlafenden zu stören.

Auch für die Griechen war der Schlaf ein heiliger Akt. Sie erhoben Hypnos zum Gott des Schlafs, und sein Sohn ist kein anderer als Morpheus, der Gott der Träume. Man braucht wohl kaum zu erwähnen, daß das griechische Klima, ebenso wie das indische und mexikanische, der Siesta sehr entgegenkommen.

Auch bei uns halten zahlreiche Menschen einen Mittagsschlaf, jedoch ist es in einer Gesellschaft, in der alles auf Wettbewerb ausgerichtet ist, eher verpönt, von Erholung zu reden. Aus diesem Grund sprechen viele Menschen, die ein mittägliches Nickerchen sehr schätzen, in der Öffentlichkeit nicht darüber. Und so muß ein Geschäftsmann, der nach einem Geschäftsessen für zehn Minuten abschalten möchte, sich schon eine gute Begründung einfallen lassen: »Ich habe noch schnell eine wichtige Terminangelegenheit zu erledigen.« Oder: »Ich muß noch mit einem Kunden telefonieren.« Gäbe er sein Erholungsbedürfnis ganz offen zu, könnte er sich mit großer Wahrscheinlichkeit des Spotts der anderen sicher sein. Was für einen Geschäftsmann gilt, trifft in noch höherem Maß für Büroangestellte zu. Stellen Sie sich nur vor, was passieren würde, wenn ein Angestellter an seinem Arbeitsplatz ein Nickerchen hielte, anstelle der Tätigkeit nachzugehen, für die er bezahlt wird ... sein Vorgesetzter wäre mit Sicherheit nicht sehr begeistert! Der einzige, der ungestraft im Büro für einen Moment die Augen schließen könnte, ist der Firmenchef selbst. Doch der muß den Angestellten gegenüber sein Image wahren und mit »gutem Vorbild« vorangehen; nie würde er es wagen, sich während der Arbeit einen Mittagsschlaf zu gönnen. Das Ergebnis: Alle lieben und brauchen das Nickerchen, das, wie wir ja nun wissen, eine physiologische Notwendigkeit ist, doch niemand traut sich, es zu sagen oder zu zeigen. Das Nickerchen macht man heimlich hinter verschlossenen Türen, als müßte man sich für seinen Schlaf schämen!

Der Mittagsschlaf bei den Tieren

Fast alle Tiere halten Mittagsschlaf. Schauen wir uns doch einfach bei den Haustieren um, die wir am besten kennen: bei den Hunden und Katzen. Mehrmals am Tag, besonders nach den Mahlzeiten, schlafen sie und ruhen sich aus. Wenn ein Tier Müdigkeit verspürt, legt es sich nieder und schläft. Tiere sind mit einer natürlichen Intelligenz ausgestattet, die sie im richtigen Augenblick zum Fressen oder Schlafen veranlaßt. Wir können viel von den Tieren in freier Natur lernen. Der Mensch ist das einzige Lebewesen, das seine Biorhythmen mißachtet und sich zur Arbeit zwingt, wenn der Körper nach Erholung verlangt. Und das ist schädlich für die Gesundheit und das psychische Gleichgewicht.

Betrachten wir das Schlafverhalten der einzelnen Tierarten nun etwas genauer. Unter allen Tieren der Erde gibt es nur eines, das immer arbeitet und keine Ruhepause kennt: die Ameise. Bedauerlicherweise – oder zum Glück? – sind wir keine Ameisen und gönnen uns wenigstens ab und zu ein wenig Erholung. Pferde schlafen im Stehen, und die Erholungsphase des Murmeltiers dauert den ganzen Winter hindurch. Das Murmeltier sorgt vor: Wenn der Sommer zu Ende geht, bringt es trockenes Gras und Laub in seinen unterirdischen Bau und bereitet ein warmes, weiches Schlaflager vor. Wenn der Winter naht, verschließt es den Eingang seines Baus mit Erde, Steinen und trockenem Heu. Dann begibt es sich in den unter Säugetieren wohl längsten Schlaf, der bis zum folgenden Frühjahr dauert. Lediglich einmal pro Monat wacht das Murmeltier für einen kurzen Augenblick auf, um seine Blase zu entleeren. Den Schlafrekord im gesamten Tierreich hält jedoch ein Insekt. Im Puppenstadium vergraben sich bestimmte Insekten zu einem langen Schlaf in die Erde – bis zu siebzehn Jahre verbringen amerikanische Grillenarten schlafend im Boden!

Viele Tierarten, wie etwa Perlhühner oder Mäuse, haben die Eigenart, niemals allein, sondern immer in Gruppen zu schlafen. Sie kuscheln sich dabei eng aneinander und halten sich auf diese Weise gegenseitig warm.

Der Tümmler, der zur Familie der Delphine gehört, zeigt ein außergewöhnliches Schlafverhalten. Hirnstrommessungen haben ergeben, daß die rechte Hälfte des Gehirns schläft, während sich die linke in wachem Zustand befindet. Nach einer gewissen Zeit wechseln sich die Hälften ab; die linke Hälfte schläft, während die rechte aktiv ist. Auf diese Weise findet jede der beiden Gehirnhälften Erholung, aber der Tümmler ist die ganze Zeit über wach. Von außen betrachtet hat man also den Eindruck, daß das Tier nie schläft.

Eines aber haben alle Tiere gemeinsam: Sie gehorchen bezüglich des Schlafs ihren Instinkten, respektieren ihren Biorhythmus und schlafen – ohne Pillen und Medikamente – so, wie es die Natur für ihre Art vorgesehen hat.

> Der Meister des Schlafs im Tierreich
> (Auszug aus *Vive le sommeil*! von Jeannette Bouton und
> Dolto-Tolitch, Hatier, 1987)
>
> »Der Meister ist ... das Faultier. Man nennt es so, weil es
> sich sehr wenig, und wenn, dann sehr langsam bewegt.
> Das Faultier lebt in den tropischen Regenwäldern. Es
> hängt in den Zweigen hoher Bäume und läßt sich ein-
> fach baumeln, den Bauch im Wind. In dieser merkwürdi-
> gen Stellung kann das Faultier vierundzwanzig Stunden
> am Tag schlafen!
>
> Mit seinen Pfoten weiß das Faultier nicht viel anzu-
> fangen, und um sich fortzubewegen, robbt es mit Hilfe
> seiner Zehen; auf diese Weise legt es etwa fünf Meter
> pro Stunde zurück!
>
> Das Faultier bewegt sich so wenig von seinem ange-
> stammten Platz in der Baumkrone fort, daß sich die tro-
> pischen Schlingpflanzen in seinem Fell verfangen und
> das ganze Tier nach und nach überwuchern. Wenn man
> nicht genau hinsieht, sieht man das Faultier gar nicht, so
> gut ist es an seine Umgebung angepaßt!«

Was ist Glück?

Glück ist mit Sicherheit nicht gleichzusetzen mit Reichtum
oder Berühmtheit, denn selbst unter den reichen und bekannten Film- und Fernsehstars sind Selbstmorde keine Selten-
heit. Wir alle erinnern uns noch an die tragischen Geschich-
ten von Marilyn Monroe und Romy Schneider.

Eine mögliche Definition des Glücks ist die Befriedigung
der fundamentalen Bedürfnisse des Individuums. Nun müssen wir nur noch die fundamentalen Bedürfnisse bestimmen.

Der amerikanische Psychologe Abraham Maslow hat sich lange Jahre der Erforschung dieser Frage gewidmet und ist zu folgender Einteilung der menschlichen Bedürfnisse nach dem Wichtigkeitsgrad gelangt:
- An erster Stelle stehen die *physiologischen Bedürfnisse*: das Bedürfnis zu atmen, zu essen, zu trinken, zu schlafen, zu urinieren und Kot auszuscheiden.
- An zweiter Stelle steht das *Bedürfnis nach Sicherheit*.
- Dann folgt das *Bedürfnis nach Gruppenzugehörigkeit*.
- Und schließlich ist da noch das *Bedürfnis nach Selbstverwirklichung*.

Der Schlaf ist wie die Nahrung, die wir zu uns nehmen, und die Luft, die wir atmen, unabdingbar für unser Überleben. Schlaf, der zu den physiologischen Bedürfnissen gehört, ist nach unserer Definition also ein Bestandteil des Glücks. Wenn wir rundum glücklich sein wollen, kommen wir nicht umhin, unseren Biorhythmus zu respektieren und unser Schlafbedürfnis zu befriedigen.

Da der Mittagsschlaf ein Bestandteil unseres Biorhythmus ist, ist es nur logisch, aus dieser Tatsache die folgende These abzuleiten: Der Mittagsschlaf ist eine von mehreren wichtigen Voraussetzungen für ein glückliches Leben. Folglich müßte das Recht auf den Mittagsschlaf fest in den Menschenrechtserklärungen verankert sein! Der Mittagsschlaf ist freilich nicht die einzige Voraussetzung zum Glücklichsein; ein ausreichendes Maß an Zuneigung, eine ausreichende und ausgewogene Ernährung und eine Arbeit, die Erfüllung bringt, gehören ebenso zu den wichtigen Faktoren.

Der Schlüssel zum Glück

Gibt es auf unserem Planeten auch nur ein Lebewesen, das nicht nach Glück strebt? »Es gibt niemanden, der nicht nach dem Glück strebt, aber viele, die den Weg dahin nicht kennen«, wußte schon Horaz auf diese Frage zu antworten. Jean-Jacques Rousseau war der Meinung, daß »die Quelle des wahren Glücks in uns selbst ist«. Das Glück liegt in der Tat näher, als wir glauben. Es kostet nichts und ist für jeden erreichbar, wie Chateaubriand erklärte: »Das wahre Glück kostet nicht viel; ist es teuer, kann es nicht viel taugen.«

Die meisten Menschen möchten zufriedener leben, wissen jedoch nicht, wie sie diesen Wunsch verwirklichen können. Sie suchen nach viel zu komplizierten Lösungen; und die besten Lösungen sind, wie wir alle wissen, die einfachsten. Es hat keinen Zweck, etwas auf dem Mond zu suchen, wenn wir nur die Hand ausstrecken müssen, um es zu erreichen. Wir tragen alles, was für ein glückliches Leben notwendig ist, in uns.

Die Lösung unserer Probleme steckt in uns selbst

Wer oder was kann Ihnen Ihrer Meinung nach Gesundheit und Glück bringen? Ihre Familie? Ihr Arzt? Medikamente? Ihre Freunde? Ihre Kinder? Nein, nichts von alldem ist wirklich für Ihr Leben und Ihren Zugang zum Glück notwendig – nur Sie selbst sind dafür verantwortlich. »Die wahre Revolution muß zuerst in uns selbst stattfinden«, sagt Henri Laborit. Suchen Sie also nicht woanders, was Sie nur in sich selbst finden können; beginnen Sie gleich heute, in sich selbst die Revolution des Glücks zu entfesseln, indem Sie endlich einmal das tun, worauf Sie wirklich Lust haben. Sie sollen nicht Ihren Job kündigen oder die Familie vernachlässigen, um den ganzen Tag zu schlafen; Sie sollen vielmehr in jedem Moment aufs neue entscheiden, was Ihnen am wichtigsten erscheint.

Eigentlich leben wir doch in einer großartigen Zeit: Das Leben ist in unserer Zivilisation dank unserer technischen Errungenschaften und unseres hohen Wissensstandes wunderbar – oder könnte es zumindest sein –, doch was tun wir? Wir laufen in unser eigenes Unglück. Und tatsächlich befriedigen viele Menschen nicht einmal mehr ihre dringendsten physiologischen Bedürfnisse, hören nicht mehr auf die Signale ihres Körpers und mißhandeln sich auf diese Weise selbst. Und schließlich werden sie krank, leiden unter Streß und erwarten von den Ärzten ein Wundermittel, das sie wieder kuriert. Sind Sie wirklich bereit, die Dinge auf eine ganz einfache Weise zu sehen? Möchten Sie wirklich glücklich sein, oder wollen Sie wie ein Vogel Strauß den Kopf in den Sand stecken und sich hinter Ausreden wie »keine Zeit« verstecken? »Alles ist bereit, wenn es nur Ihr Geist ist«, sagte schon Shakespeare. Sie selbst müssen die Entscheidungen treffen, die Ihr Leben beeinflussen, Ihre Gesundheit und Ihr Glück. Wenn Sie gut und ausreichend schlafen, sich regelmäßig auch tagsüber eine Entspannungspause gönnen, wenn Sie optimistisch in die Zukunft blicken und Lebensfreude verspüren, dann können Sie nur glücklich sein; nichts kann Sie dann aus der Ruhe bringen. Sie selbst bestimmen Ihr Leben; Sie selbst treffen die Entscheidungen! Man hat Ihnen ein wunderbares Geschenk gemacht: Sie leben! Warum also immer das zurückweisen, was Ihnen wirklich guttut?

Den Schlaf zu respektieren ist ganz einfach: Wenn Sie ein schlafendes Baby sehen, dann freuen Sie sich und lassen es weiterschlafen. Warum gönnen Sie also nicht auch sich selbst, was Sie bei anderen respektieren?

Der Schlafinstinkt hat seinen Sinn

»Wenn Ihr den richtigen Standpunkt findet,
dann werdet Ihr nur Weisheit sehen,
wo Ihr das Chaos glaubtet.«
Jacques Bénigne Bossuet (1627–1704)

Haben Sie schon einmal bemerkt, daß Ihr Magen knurrt, wenn Sie Hunger haben? Der Körper sendet bestimmte Signale aus, wenn er auf seine Bedürfnisse aufmerksam machen möchte. Man wird nur dann gut schlafen, wenn man den Schlaf benötigt, das heißt, wenn man auch wirklich müde ist. Das Bedürfnis nach Schlaf macht sich in einfach zu entschlüsselnden Signalen bemerkbar: Müdigkeit, Stumpfheit, Gähnen, Schwinden der Aufmerksamkeit, Augenbrennen, verlangsamte Reflexe, Übellaunigkeit, Gedächtnislücken, Konzentrationsverlust, Verkleinerung des Sichtfeldes. All diese Anzeichen lassen auf ein Schlafbedürfnis schließen.

Besonders in bezug auf den Schlaf sollte der Mensch seinem angeborenen Instinkt folgen, denn der Schlafinstinkt hat durchaus seine Berechtigung; er hat sich in Jahrmillionen der Evolution entwickelt. Ein Tier, dessen Schlafinstinkt nicht mehr funktionierte, wäre verloren, wenn der Instinkt ihm in dem Moment, in dem sich ein Feind nähert, den Schlaf befehlen würde; die natürliche Auslese hätte gnadenlos zugeschlagen. Aufgrund dieser Unerbittlichkeit der Natur hat sich der Schlafinstinkt wie jeder andere Instinkt automatisch von Generation zu Generation weiterentwickelt. Ziel und Zweck eines jeden Instinkts ist schließlich die Erhaltung der Art; er soll die Gesundheit und das Überleben des Individuums sichern. Aus diesem Grund tun wir gut daran, unsere Instinkte zu respektieren, den Erholungsinstinkt ebenso wie den Flucht- oder einen anderen Instinkt, genauso wie wir Einnahmevorschriften für Medikamente beachten. Und unsere Instinkte sind weitaus präziser als jede Einnahmevorschrift:

Sie zeigen uns in jeder Sekunde unseres Lebens den richtigen Weg. Ärzte sind nicht unfehlbar; sie können nicht für jede Sekunde die richtige Dosis des richtigen Medikaments bestimmen. Der Schlafinstinkt hingegen ist in jedem Augenblick exakt; dank der Gesetze der Evolution kann er sich nicht täuschen.

Der große Schriftsteller Francis Bacon wußte das schon, bevor die Menschheit die ökologischen Zusammenhänge erkannte: »Man muß allein der Natur gehorchen.« Und wir können hinzufügen: Indem man der instinktiven Triebfeder des Schlafs gehorcht, findet man den besten Schlaf.

Nutzt man jedoch dieselben Instinktmechanismen, die in der Natur von Vorteil sind, in einem unangemessenen Rahmen, so ist ihr Funktionieren in Frage gestellt. Das elektrische Licht, exzessiver Kaffeegenuß oder der Mißbrauch von Schlafmitteln verfälschen die Funktion der natürlichen Instinkte. Wenn unser Körper abends Erholung braucht, denken wir noch lange nicht ans Schlafen, weil wir ja das elektrische Licht anknipsen und weiterarbeiten können oder unbedingt noch den spannenden Fernsehkrimi anschauen wollen. Wenn am Nachmittag die Zeit für ein kurzes Nickerchen gekommen wäre, trinken wir lieber eine Tasse Kaffee, anstatt unserem Körper den verdienten Schlaf zu gönnen. In dem Augenblick, in dem der Mensch das Umfeld verließ, in dem sich seine Überlebensinstinkte über Jahrmillionen hinweg entwickelt hatten, also die Wildnis, in diesem Augenblick konnten ihm diese Instinkte auch kein Überleben mehr garantieren. Mit anderen Worten: Ein künstliches Lebensumfeld und die Abkehr von der Natur sind unserer Gesundheit abträglich, da sie ein normales Funktionieren unserer Instinkte verhindern. Es reicht in bezug auf den Schlaf also nicht aus, seinen Instinkten zu folgen, sondern man muß seinen Instinkten auch ein Umfeld bieten, in dem sie ungehindert und unbeeinflußt funktionieren können. Für das tägliche Leben bedeutet das: In der Nacht wird das elektrische Licht ausgemacht, man betrachtet den Fernsehapparat mit gewisser Skepsis, und man verzichtet auf Aufputschmittel, Kaffee, Tee und Zigaretten. Sind erst einmal die Hauptfeinde des natürlichen Biorhythmus verbannt, kann der Schlafinstinkt wieder zu dem Regulativ unserer Erholung werden, das er einmal war und das er immer gewesen wäre, wenn der Mensch ihn nicht mit all seinen Erfindungen aus dem Gleichgewicht gebracht hätte.

Die »Psychoanalyse des Schlafs«: Theorie und Praxis

Sigmund Freud, den wir ja alle kennen, hat auf dem Gebiet der Psychologie große Entdeckungen gemacht. Ihm verdanken wir auch die des Unterbewußtseins. Auch war er es, der feststellte, daß die meisten Menschen unter unbewußten psychischen Störungen, den sogenannten Neurosen, leiden. Diese Neurosen machen uns zu unglücklichen, resignierten Wesen mit anormalen und manchmal auch gewalttätigen Verhaltensweisen. Nach Freud ist die Ursache von Neurosen in der Unterdrückung sexueller Triebe zu suchen, die schon in der Kindheit stattfindet und sich bis ins Erwachsenenalter fortsetzt. Die Entdeckungen Freuds sind von außerordentlicher Bedeutung und bilden die Basis der modernen Psychoanalyse. Freuds Aufmerksamkeit galt in erster Linie dem Sexualinstinkt, der zu seiner Zeit noch mit einem großen Tabu belegt war; den anderen Instinkten hat er kein besonderes Interesse geschenkt, besonders wenig dem Schlaf- und dem Nahrungsinstinkt. Alles deutet darauf hin, daß er sich gar nicht darüber im klaren war, daß sich seine Thesen ebenso auf den Schlafinstinkt anwenden lassen. Meines Wissens hat sich übrigens bisher noch niemand mit der Frage beschäftigt, was passiert, wenn man den natürlichen Schlafinstinkt unterdrückt. Was Sie auf den folgenden Seiten lesen werden, ist also ein vollkommen neuer Ansatz, der möglicherweise den Ausgangspunkt für neue Theorien darstellt. Die systematische Unterdrückung des Schlafbedürfnisses durch Aufputschmittel hat, auf lange Sicht betrieben, eine »Schlafneurose« zur Folge, das Gegenstück zu der von Freud entdeckten Sexualneurose. Neben permanenten Frustrationsgefühlen und Schlafstörungen kann die Schlafneurose sich in zahlreichen anderen psychologischen Abnormitäten und Verhaltensstörungen ausdrücken, die ein bedeutenderes Ausmaß annehmen können, als man im ersten Moment glauben mag. Das Verhalten eines Menschen, der spät zu Bett geht, große Mengen von Aufputschmitteln konsumiert und nicht abschalten kann, wird sich nach einer gewissen Zeit von dem eines dynamischen, leistungsfähigen Menschen, der seinem Körper Erholung und Entspannung gönnt, wenn er es braucht, unterscheiden.

Um den Zusammenhang zwischen Schlaf und Verhalten besser verstehen zu lernen, können Sie die Mitglieder Ihrer Familie, Ihre Freunde, Bekannten und Kollegen in bezug auf ihr Schlafverhalten beobachten. Gehen Sie folgendermaßen vor: Notieren Sie auf einem großen Blatt Papier etwa zehn Namen von Personen, die Sie gut kennen. Vermerken Sie hinter jedem Namen die wichtigsten Wesensmerkmale der betreffenden Person (nervös oder ruhig, aggressive Neigungen, verschlossenes oder offenes Wesen, optimistische oder pessimistische Grundhaltung). Dann notieren Sie das Schlafverhalten (geht früh zu Bett, geht spät zu Bett, regelmäßige oder unregelmäßige Schlafenszeit und Schlafdauer, hält Mittagsschlaf oder nicht, respektiert das Schlafbedürfnis oder unterdrückt es). Vermerken Sie auch bei jeder Person, ob gewisse Faktoren das natürliche Schlafverhalten stören (Wachmacher, Zigaretten, Kaffee, Tee, bis spät in die Nacht fernsehen, Schlafmittel oder andere Medikamente). Auf diese Weise können Sie beobachten, wie sehr das Schlafverhalten das allgemeine Verhalten eines Menschen beeinflußt.

Und welchen Schluß können wir nun aus der Feststellung ziehen, daß unser Schlaf Verhalten und Unterbewußtsein beeinflußt? Wie können wir diese Tatsache für ein besseres Leben nutzen? Analog zur Psychoanalyse, die Freud zur Bekämpfung neurotischer Erscheinungen entwickelte, können wir eine »Psychoanalyse des Schlafs« definieren, deren Ziel es ist, das Unterbewußtsein und das natürliche Triebsystem des betroffenen Individuums wiederherzustellen, so daß es wieder in der Lage ist, das Schlafbedürfnis des Körper wahrzunehmen und zu respektieren. Anders ausgedrückt: Die »Psychoanalyse des Schlafs« soll den Menschen in die Lage versetzen, den Schlaf jederzeit zuzulassen, wenn ihn das Schlafbedürfnis überkommt. Die »Psychoanalyse des Schlafs« bringt uns wieder in Einklang mit unseren angeborenen physiologischen Bedürfnissen. Man kann bei den Betroffenen innerhalb weniger Wochen eine schrittweise Wandlung zum Positiven beobachten: Aggressive Menschen werden ruhiger; resignierte, müde Menschen gewinnen neue Dynamik und Unternehmungsgeist; Pessimisten zeigen Optimismus. Diese Erfahrungen beweisen, daß der Charakter eines Menschen, der oft als feststehend und unveränderlich betrachtet wird, in hohem Maß das Ergebnis seiner Lebensweise und seines Umgangs mit dem Schlaf ist.

Diese »Psychoanalyse des Schlafs« ist sehr viel angenehmer als eine Psychoanalyse à la Freud, ihre Wirkung tritt rascher ein (eine klassische Freudsche Psychoanalyse kann sich über mehrere Jahre erstrecken, bis die ersten Ergebnisse sichtbar werden, während die »Psychoanalyse des Schlafs« in der Regel schon nach einigen Wochen oder gar einigen Tagen erste Resultate zeigt), und außerdem sind bei der »Psychoanalyse des Schlafs« keine kostspieligen Sitzungen bei einem Psychiater notwendig. Es handelt sich vielmehr um eine ganz natürliche Therapie, die keinerlei Gefahren in sich birgt und zudem keinen Pfennig kostet; jeder ist sein eigener Psychiater. Darüber hinaus habe ich die Erfahrung gemacht, daß die positiven Auswirkungen dieser Therapie in manchen Fällen sogar die einer klassischen Psychoanalyse übertreffen.

Innerhalb weniger Wochen verändern sich Verhalten, auch unbewußte Verhaltensweisen, und Gewohnheiten des Betroffenen zum Positiven. An dieser Stelle sei allerdings vermerkt, daß der Schlaftrieb natürlich nicht der einzige ist und daß bei einer solchen Therapie auch die anderen Triebe (besonders der Nahrungs- und der Geselligkeitstrieb) Berücksichtigung finden sollten. Unter allen Trieben (dem Nahrungstrieb, dem Schlaftrieb, dem Sexualtrieb und vielen anderen mehr) ist der Schlaftrieb derjenige, der zumindest in der ersten Zeit am einfachsten zu normalisieren ist, denn er hat die wenigsten Berührungspunkte mit den anderen Bereichen unseres täglichen Lebens, wie etwa unseren sozialen Kontakten.

Die »Psychoanalyse des Schlafs« hat jedoch nur dann einen Sinn, wenn der Betroffene von Anfang an alle Faktoren, die den Schlaftrieb stören könnten, aus seinem Umfeld verbannt: Kaffee, Medikamente mit anregender Wirkung und elektrisches Licht. Wenn es nicht ganz gelingt, all diese Faktoren restlos zu beseitigen – was natürlich in vielen Fällen schwierig sein wird, besonders was das elektrische Licht anbelangt, das ja schließlich auch viele Vorteile hat –, dann sollte man sich wenigstens darüber im klaren sein, daß die entsprechenden Faktoren Störungen darstellen und ihren Gebrauch freiwillig auf ein Minimum beschränken; man kann sich beispielsweise vornehmen, jeden Abend zu einer bestimmten Uhrzeit das Licht zu löschen.

Im folgenden möchte ich Ihnen eine Liste von praktischen Grundregeln für die »Psychoanalyse des Schlafs« vorstellen:

1. Verzicht auf alles, was anregend auf das Nervensystem wirkt, zum Beispiel Kaffee, Tee, Zigaretten, Schokolade.
2. Verzicht auf jede künstliche Beleuchtung, zumindest nach einer bestimmten Uhrzeit, etwa nach zweiundzwanzig Uhr. Jeder kann aufstehen, wann er möchte, unter der Voraussetzung, daß er ausgeschlafen hat.

3. Dem Schlaftrieb nachgeben. Das bedeutet zu schlafen oder tagsüber ein Nickerchen zu halten, wenn der Körper danach verlangt, ganz unabhängig von der Tageszeit. Es müssen ja nur ein paar Minuten sein, wenn der Tagesablauf es nicht länger zuläßt.

Die vorangegangenen Überlegungen erfordern zumindest einige Grundkenntnisse auf dem Gebiet der Psychologie und der Psychoanalyse, die Ihnen hoffentlich nicht allzu wissenschaftlich erscheinen. Dieser Abschnitt ist von besonderer Bedeutung, da er das Kernstück der Frage darstellt, der unser Interesse gilt, nämlich der Frage nach einem besseren, glücklicheren und freudvolleren Leben. Über die »Psychoanalyse des Schlafs« könnte man ein dickes Buch schreiben, doch das soll hier nicht unser ausschließliches Thema sein. Halten wir an dieser Stelle einfach nur fest, daß es nicht gut ist, den natürlichen Schlaftrieb zu unterdrücken, und daß dies Schlaf- und Verhaltensstörungen zur Folge haben kann. Ein guter natürlicher Schlaf ist eine wichtige Grundlage für ein glückliches Leben.

Freude am Schlaf, ein sicherer Weg zur Harmonie

C. G. Jung hat von sich selbst geschrieben: »Der Mensch kann nur dann vollständig und in idealer Weise auf Anforderungen von außen reagieren, wenn er sich mit sich selbst in perfektem Einklang befindet.« Wenn wir uns nun also von unseren inneren, unbewußten Spannungen befreien und zur Harmonie gelangen wollen, benötigen wir inneren Einklang; und der erste Schritt in diese Richtung ist das Respektieren unserer grundlegenden biologischen Triebe, vor allem aber die Achtung des Schlaftriebs. Ein Nickerchen halten, wenn man das Bedürfnis danach verspürt, zu Bett gehen, wenn man Lust darauf hat, stellen also einen Teil des Wegs zum Glück dar.

Bevor man die Harmonie mit dem Universum und den anderen Menschen findet, muß man im Einklang mit sich selbst sein. Wenn wir nicht auf unseren natürlichen Schlaftrieb hören, berauben wir uns selbst eines grundlegenden Vergnügens, nämlich der Befriedigung unseres Erholungsbedürfnisses; außerdem verstoßen wir damit gegen die Gesetze der Natur. Sagen Sie von nun an »ja« zu Ihrem ganz persönlichen Schlafbedürfnis.

II. Wie man Mittagsschlaf hält

»Vor einfachen Ideen
sind die Menschen wie Fledermäuse
vor dem Licht: blind.«

Aristoteles (384 – 322 v. Chr.)

Den Mittagsschlaf erlernen und perfektionieren

F. Delormas erklärt in der vierteljährlich erscheinenden *Revue des Ligues de la Santé* (3/1990): »Schlaf ist ein kostbares Gut und unerläßlich für das innere Gleichgewicht. Keiner würde das bezweifeln, aber viele leben nicht nach diesem Grundsatz! Man weiß den guten Schlaf nicht zu schätzen, tritt ihn mit Füßen, doch wenn er dann eines Tages ausbleibt, beklagt man sich! Und nicht selten ist die Folge dann der Griff zu Medikamenten, was in der Regel keine gute Lösung ist. Man kann Kindern schon sehr früh die Freude am Schlaf und an guten Gewohnheiten vermitteln; das ist schon fast eine Garantie für lebenslang guten Schlaf.« Und wirklich beginnen der gute Schlaf und die Gewohnheit, das natürliche Schlafbedürfnis zu respektieren, schon in der Kindheit. Es ist durchaus notwendig, das Schlafen zu erlernen, ebenso wie man lernt zu essen, zu laufen oder zu schwimmen. In der Kindheit erworbene gute Angewohnheiten verliert man nie. Im Erwachsenenalter wollen diese guten Angewohnheiten dann gepflegt und perfektioniert werden. Es ist niemals zu spät, etwas gut zu tun! Wenn wir diesen Lernprozeß und den Respekt vor unserem Schlafinstinkt nicht auf uns nehmen wollen, dann wird unser psychischer und physischer Zustand eines Tages der Karosserie eines Autos gleichen, dessen Besitzer niemals das Fahren erlernt hat.

Das richtige Schlafverhalten ist zugleich eine erlernbare Technik und eine Kunst. Jeder Schlaf ist einmalig wie ein Kunstwerk.

Der Mittagsschlaf bei Großen und Kleinen

In den ersten Wochen nach der Geburt verbringt ein Baby etwa siebzig Prozent der Zeit mit Schlafen. Ein Säugling hält also aus freien Stücken gleich mehrere Nickerchen am Tag.

Mit zunehmendem Alter verringert sich die Anzahl der täglichen Schläfchen, bis im Erwachsenenalter nur noch der nächtliche Schlaf und die Müdigkeit am Nachmittag auf dem Programm stehen.

Die erste Voraussetzung für einen gesunden Schlaf im Erwachsenenalter ist die Tatsache, schon im Kindesalter den gesunden Schlaf erlernt zu haben. Wir müssen also in jedem Fall den Schlaf unserer Kinder respektieren, auch das Nickerchen zwischendurch. Dieses sollte bei uns ebenso wie in China geachtet und schon bei den Kleinen gelobt werden.

Aber leider sind die den Kindern in den Schulen auferlegten Stundenpläne nicht immer mit einem Mittagsschlaf zu vereinbaren. Im Kindergarten ist noch Zeit für den Mittagsschlaf, aber schon in der Grundschule, von den weiterführenden Schulen ganz zu schweigen, kann das schwierig werden. Es wäre begrüßenswert, wenn die Stundenpläne in den Schulen, besonders natürlich in den Ganztagsschulen, den Kindern Freiräume für zwei bis drei Erholungspausen ließen und auch die entsprechenden Räume zur Verfügung stünden. In der Regel sind zwischen den einzelnen Schulstunden kleinere Pausen von einigen Minuten vorgesehen – und das ist auch gut so, da Kinder sich nicht länger als eine Stunde konzentrieren können und unruhig werden. Diese kleinen Pausen sind allerdings nicht immer ausreichend, da die Kinder, wenn sie es wünschen, auch die Möglichkeit haben sollten, sich hinzulegen und für einige Momente die Augen zu schließen.

Der Mittagsschlaf ist gerade für die ganz Kleinen sehr wichtig, denn während des Schlafs produziert der Körper ein Wachstumshormon, das das Ausreifen des Nervensystems ermöglicht und für die Reparatur aufgebrauchter Zellen verantwortlich ist. Ein regelmäßiger Mittagsschlaf hilft den Kindern, den ständig wachsenden schulischen Anforderungen gerecht zu werden, was wiederum die Eltern entlastet …

Studenten ermöglicht der Mittagsschlaf ein ausgeglicheneres Verhältnis zu ihren Eltern und Freunden und hilft ihnen außerdem, den universitären Anforderungen gerecht zu werden. Während meiner gesamten Studienzeit habe ich stets die folgende goldene Regel beachtet: Nach dem Mittagessen habe ich mir täglich ein Nickerchen von mindestens einer Viertelstunde gegönnt. Und auf diese Weise habe ich alle Prüfungen spielend geschafft; ich bin mir ganz sicher, daß der tägliche Mittagsschlaf sogar ein wesentlicher Grund für das Bestehen meiner Prüfungen war. Und häufig kamen mir die Lösungen für ein physikalisches Problem oder die Herleitung einer mathematischen Formel während dieser Erholungspause!

Auch wenn der Mittagsschlaf besonders für Kinder und Jugendliche wichtig ist, so ist es niemals zu spät, auch als Erwachsener die Kunst des Nickerchens noch zu erlernen.

Auch bei älteren Menschen erfreut sich der Mittagsschlaf großer Beliebtheit, da Senioren zum einen schneller ermüden und zum anderen nicht wie die Jüngeren unter dem beruflichen Leistungsdruck stehen. Nach einer von Inge Strauss, Professorin für Psychologie an der Züricher Universitätsklinik, durchgeführten Untersuchung machen mehr als sechzig Prozent der Befragten (Personen zwischen 65 und 83 Jahren) häufig oder sogar regelmäßig einen Mittagsschlaf (zitiert nach A. Borbély).

Wir sehen also, daß der Mittagsschlaf für Menschen jeden Alters – vom Säugling über Schulkinder, Studenten und berufstätige Erwachsene bis hin zu alten Menschen – von großem Nutzen ist.

Die besten Positionen für den Schlaf zwischendurch

Aus praktischen Erwägungen heraus ist es wichtig, die geeignetste Position bzw. die geeignetsten Positionen für den Schlaf zwischendurch zu finden. Die Tiere nehmen die unterschiedlichsten Stellungen ein. Hund und Katze beispielsweise legen sich auf die Seite oder rollen sich zu einem Knäuel zusammen. Zuweilen liegen sie aber auch auf dem Rücken oder dem Bauch, die Beine eingezogen oder auch nicht. Der Leopard macht es sich auf einem dicken Ast bequem, die Fledermaus hängt sich kopfüber auf, die Schnecke zieht sich in ihr Haus zurück. Eine ähnliche Vielfalt der Schlafpositionen finden wir auch beim Menschen.

Das Kamasutra ist ein von dem indischen Gelehrten Mallanaga Watsjajana im 4. Jahrhundert n. Chr. in Sanskrit verfaßtes Lehrbuch der Liebeskünste, das eine Vielzahl von Liebesstellungen beschreibt. Auch für den Schlaf zwischendurch bieten sich zahlreiche unterschiedliche Positionen an. Eine typische Schlafhaltung gibt es nicht; man kann das Nickerchen an jedem beliebigen Ort in jeder beliebigen Stellung halten. Die Körperhaltung hat keinen Einfluß auf den Schlaf zwischendurch, da es sich in erster Linie um eine Erholungspause für das Gehirn handelt.

Man kann sich auf den Rücken, die Seite oder den Bauch legen, es sich in einer Hängematte bequem machen, die Beine ausstrecken oder anwinkeln, man kann sich im Sitzen, im Stehen oder im Knien ausruhen, im Bett, auf einer Bank, mit Kissen oder ohne, mit nur einem Kissen oder mit mehreren ... der Phantasie sind keine Grenzen gesetzt. Das einzig Wichtige ist, daß Sie sich in der jeweiligen Stellung wohl fühlen und sich gut entspannen können, um sich in den Zustand geistiger Ruhe zu versetzen.

Das *Liegen* ist zweifelsohne die einfachste Position für Anfänger, aber es lohnt sich auch, so früh wie möglich das Entspannen im Sitzen zu erlernen, da es sich in vielen Situationen des täglichen Lebens einfacher praktizieren läßt, beispielsweise im Zug oder Flugzeug, am Schreibtisch oder im Stau hinter dem Steuer.

Die sogenannte *Kutscherhaltung* ist zwar noch weitgehend unbekannt, doch für unsere Zwecke sehr gut geeignet, da sie sich im täglichen Leben bestens anwenden läßt. Bei dieser Position sitzt man mit etwas gespreizten Beinen, Kopf und Oberkörper sind leicht nach vorn geneigt, Hände und Unterarme ruhen auf den Knien und Oberschenkeln. In dieser Haltung läßt es sich leicht entspannen; man findet mühelos in tiefen Schlaf. Eine Variante besteht darin, den Rücken aufrecht zu halten, eventuell angelehnt, und den Kopf entweder nach vorn oder nach hinten zu neigen. Diese Position kann man beispielsweise im Zug, im Flugzeug oder in einem Warteraum einnehmen.

Im Auto kann man zwischen den drei folgenden Haltungen wählen: halbausgestreckt auf dem in Liegesitzposition gebrachten Fahrer- oder Beifahrersitz, ausgestreckt auf der Rückbank (falls diese die nötige Länge aufweist) oder sitzend mit seitlich angelehntem Kopf, was etwas schwieriger ist, aber auf engem Raum auch seine Vorteile hat.

Im Büro oder in der Schule kann man sich sehr rasch erholen, indem man den Kopf auf die auf dem Tisch ruhenden Arme legt, so daß die Hals- und Nackenmuskeln entspannt sind. Diese Haltung kann man auch während einer mehrstündigen Prüfung einnehmen, um sich in wenigen Sekunden eine Blitzentspannung zu gönnen.

Im Zug oder in der U-Bahn können sich Fortgeschrittene sitzend oder sogar stehend in weniger als einer Minute zwischen zwei Stationen in Schlaf versetzen und wieder aufwachen.

Die richtige Tageszeit für den Schlaf zwischendurch

Der Mittagsschlaf findet, wie uns der Name schon sagt, mittags bzw. am frühen Nachmittag statt. Aber wie bereits erwähnt wurde, wollen wir den Begriff nicht so eng fassen; es geht ganz allgemein um die Erholung zwischendurch, die auch nicht gezwungenermaßen mit Schlaf verbunden sein muß. Wann ist nun aber der richtige Zeitpunkt für die Entspannungspause gekommen? Kann man die Erholungsphase zu jedem beliebigen Zeitpunkt durchführen, oder gibt es dafür besonders geeignete Augenblicke? Im folgenden werden Sie sehen, wie Sie selbst den richtigen Moment bestimmen können.

1. *Der Instinkt.* Die Anzeichen der Müdigkeit überkommen uns nicht zufällig und grundlos, sondern um uns den richtigen Zeitpunkt für den Schlaf anzuzeigen. Wenn man das Bedürfnis nach Schlaf oder Erholung verspürt, sollte man dem Körper auch geben, was er verlangt. Der Schlafinstinkt hat im Lauf von Jahrmillionen der Evolution und des natürlichen Prozesses der Selektion die Form angenommen, die der Erhaltung der Art in optimaler Weise dient. Wir müssen nun wieder lernen, die Anzeichen des Schlafs zu erkennen: schwere Augenlider, schwerer Kopf, Verlangsamung der Reflexe und anderes mehr.

2. *Die Regelmäßigkeit.* Es ist empfehlenswert, das Schläfchen zwischendurch stets zum gleichen Zeitpunkt zu halten. Auf diese Weise gewöhnt sich der Körper an regelmäßige Ruhepausen, der Schlaf ist in diesem Moment wirksamer.

3. *Schlafwellen.* Der menschliche Schlaf ist Zyklen von anderthalb bis zwei Stunden unterworfen. Innerhalb eines Zyklus durchlaufen wir alle Schlafstadien, von der Einschlafphase über den Tiefschlaf bis zur Traumphase. Dieser Rhyth-

mus steuert während der ganzen Nacht die Tiefe des Schlafs und wird von Veränderungen des Schlafhormonspiegels im Blut begleitet. Aber dieser Rhythmus beschränkt sich nicht nur auf die Nacht, sondern findet auch während des Tages statt. Etwa alle neunzig Minuten überkommt uns eine »Schlafwelle«, die sich in Erschöpfungszuständen bemerkbar macht, die wiederum auf einen leichten Anstieg des Schlafhormonspiegels im Blut zurückzuführen sind. In diesem Augenblick schläft man besonders leicht ein. Wenn wir jedoch diesen Moment verpassen, müssen wir auf die nächste Welle warten, die uns etwa anderthalb Stunden später ereilt. In jedem Fall ist der Höhepunkt dieser Welle der geeignetste Zeitpunkt für ein Nickerchen, das fünf, zehn, fünfzehn, zwanzig Minuten oder länger dauern kann.

Die Dauer des Schläfchens kann jeder selbst bestimmen. Sie braucht auch nicht einen gesamten Schlafzyklus zu umfassen, da man während des Mittagsschlafs nicht unbedingt bis in den Tiefschlaf gelangen muß. Eine Ruhepause zwischendurch ist auch von großem Nutzen, wenn man nur die Phase des leichten Schlafs durchläuft; auch eine mehrminütige Entspannungspause ohne Schlaf ist sinnvoll. Viel wichtiger ist es, den richtigen Moment für die Pause zu treffen. Es ist durchaus möglich, seinen individuellen Schlafzyklus zu ergründen und auf diese Weise den geeigneten Augenblick für die Pause zu ermitteln, ebenso wie jede Frau ihren Monatszyklus kennt und weiß, wo die fruchtbaren Tage liegen.

Wir wissen nun also, daß es etwa alle neunzig Minuten einen Augenblick gibt, in dem das Nickerchen besonders erholsam ist. Jeder, der ein wenig auf seinen Körper hört, wird mit etwas Übung diesen Moment herausfinden.

4. *Der frühe Nachmittag.* Im allgemeinen ist der frühe Nachmittag eine gute Tageszeit für die Erholungspause. Jetzt sind die »Schlafwellen« in der Regel am stärksten ausgeprägt, stärker als die am Morgen oder am späten Nachmittag. Der

frühe Nachmittag bietet sich also in jedem Fall für eine Ruhepause an.

Und nun möchte ich Ihnen eine kleine »Gebrauchsanweisung« für das Nickerchen vorstellen, wie sie der Soziologe Augustin Barbara vorschlägt: »Das Nickerchen können wir erlernen. Dazu müssen bestimmte Voraussetzungen erfüllt sein sowie einige sich immer wiederholende Riten eingehalten werden. In den meisten Fällen sind zwanzig Minuten ausreichend. Das Nickerchen kann durch Lesen einer Seite in einem Buch eingeleitet werden. Sind dann die Augenlider schwer geworden, legt man sich in einem abgedunkelten Raum auf den Rücken, die Arme ruhen neben dem Körper. Man sollte sicherstellen, daß man während dieser Zeit nicht gestört wird.« Der Autor weiter: »Entspannung bedeutet nicht gezwungenermaßen Schlaf. Ein leichtes Dösen ist zur Erholung während des Tages schon ausreichend. Es kommt im Prinzip nur darauf an, für einige Augenblicke abzuschalten, sich einfach auszuklinken.«[1]

Unterschiedliche Arten der Entspannung

Nichts ist einfacher, als sich zu entspannen. Die folgende Aufstellung der einzelnen Schritte soll Ihnen den Weg zur richtigen Entspannung weisen.

1. Augen schließen.
2. Bewußtes Entspannen sämtlicher Muskeln.
3. Langsam und tief atmen.
4. Lassen Sie sich von dem Gefühl der Ruhe und des Wohlseins durchströmen. Dieses Gefühl ist mit der Bildung von alpha-Wellen in Ihrem Gehirn verbunden. Das Lockerlas-

---

[1] Barbara, Augustin, Auszug aus »Le sommeil mis à nu«, *Le groupe familial*, 102 / 1984

sen der Gesichts- und Nackenmuskeln verstärkt den Entspannungszustand und erhöht so dessen Wirksamkeit.
Eine weitere Steigerung der Entspannung kann man erreichen, indem man sich vorstellt, wie der Körper immer wärmer und schwerer wird. Diese Konzentration auf Wärme und Schwere ist übrigens die Grundlage einer in der ganzen Welt einzigartigen Entspannungsmethode: der Methode des Dr. Schultz (autogenes Training).

In der Regel entspannt man sich allein, ausgestreckt mit geschlossenen Augen. Aber es gibt zahlreiche andere Varianten. Lernen Sie die unterschiedlichen Möglichkeiten kennen, und entscheiden Sie selbst, welche Ihnen am meisten zusagt.

– Das *Kuschelschläfchen* führt man gemeinsam mit dem Partner durch. Dabei schmiegt man sich eng aneinander oder hält beim Schlafen die Hand des Partners. Auf diese Weise kann man während der gesamten Entspannungspause den Körperkontakt mit dem Partner genießen.

– *Entspannung im Stehen*. Wie wir ja bereits wissen, besteht die Entspannung in erster Linie in einer Erholung des Gehirns. Bei geschlossenen Augen verlangsamt sich der Gedankenstrom; und das muß nicht im Liegen stattfinden, sondern läßt sich ebenso im Stehen praktizieren, was besonders während der Stoßzeiten in der U-Bahn sehr nützlich ist. Diese Methode erfordert natürlich schon eine gewisse Übung und ist besonders für Fortgeschrittene empfehlenswert. Derjenige, der die Technik der Entspannung im Stehen beherrscht, kann sie, ähnlich wie die Tümmler, nutzen, um sich in »Blitzpausen« auch bei einem vollen Terminkalender zu regenerieren, denn mit dieser Technik ist man zeit- und ortsunabhängig.

– *Entspannung in der Sonne* hat gleich zwei Vorteile, denn neben der Erholung kann man auch noch von der positiven Wirkung der Sonne profitieren. Viele von uns leiden unter

Licht- und Sonnenmangel. Und Sonnenlicht braucht unser Körper dringend für die Produktion von Vitamin D, das im Kindesalter verantwortlich ist für das Wachstum und im Erwachsenenalter für die Erhaltung der Knochenmasse. Ein Nickerchen in der Sonne ist also gleich doppelt wirksam und tut besonders jenen gut, die sich tagsüber größtenteils in geschlossenen Räumen aufhalten. Aber nehmen Sie sich vor Sonnenbrand in acht!

– *Ein Nickerchen auf dem Wasser* kann man sich gönnen, indem man den »toten Mann« spielt. Wußten Sie, daß man auch schlafen kann, während man sich auf dem Wasser treiben läßt? Welch herrliche Vorstellung, sich an einem warmen Nachmittag entspannt von den Wellen umspülen zu lassen ... allerdings nur bei ruhiger See, da man andernfalls schnell »Schlagseite« bekommt. Diese Methode sollten in jedem Fall nur fortgeschrittene Entspannungskünstler oder sehr gute Schwimmer proben. Eine einfachere Variante bietet sich unter Zuhilfenahme einer Luftmatratze; hier sollte man nur darauf achten, daß man nicht aufs offene Meer hinausgetrieben wird.

Der amerikanische Arzt Edmond Bordeaux Szekely, ein früher Vorreiter der »grünen Bewegung« in Kalifornien, war bereits zu Beginn des Jahrhunderts Spezialist für natürliche Heilverfahren und Persönlichkeitsentwicklung. Er hat eine revolutionäre Badewanne entwickelt, eine Art »Wasserbräuner«, die es ermöglicht, in der Sonne zu schlafen, während der Körper sich einige Zentimeter unter der Wasseroberfläche befindet. Auf diese Weise regeneriert sich der Körper, indem er ständig mit der Energie der Steine, des Wassers, der Sonne und der Luft in Kontakt steht. So wird das Nickerchen zu einem wahren Jungbrunnen.

Die richtigen Orte zum Entspannen

Entspannung kann man an den unterschiedlichsten Orten finden. Es gibt in der Tat genug Möglichkeiten, und es kommt nun darauf an, welcher Ort dem einzelnen am meisten zusagt.

Das Bett ist der wohl ideale Ort zum Schlafen und Entspannen. Es ist vertraut, und man fühlt sich dort wohl. Man sollte nur achtgeben, daß man im Bett nicht zu fest einschläft, wenn man eigentlich nur Zeit für ein kurzes Nickerchen hat.

Im Zug lehnt man sich bequem zurück, stellt die Beine nebeneinander, verschränkt die Arme hinter dem Kopf und läßt sich einfach gehen. Das monotone Rattern des Zugs und die einförmigen Vibrationen unterstützen die erholsame Wirkung des Schlafs. Außer dem Schaffner wird sie hier auch niemand stören.

Im Flugzeug sollten Sie sich einen Fensterplatz reservieren lassen, so daß Sie den Kopf an die Seitenwand lehnen und sich wie im Zug bequem ins Reich der Träume gleiten lassen können. Ich persönlich nutze Flüge und Zugfahrten immer, um versäumten Schlaf nachzuholen. Außerdem genieße ich es, nach einem Nickerchen, das nur eine Viertelstunde dauern muß, ausgeruht anzukommen. Weder das Geräusch der Triebwerke noch die Vibrationen oder der beengte Platz werden Ihnen etwas ausmachen, wenn Sie den Bogen erst einmal raushaben.

Selbst auf der *Toilette* kann man sich, zum Beispiel vor einer anstrengenden Konferenz oder einem wichtigen Gespräch, in wenigen Augenblicken entspannen, wenn man die oben beschriebene »Kutscherhaltung« einnimmt – großer Vorteil: Toiletten gibt es überall. Der ungewöhnliche Ort sorgt nebenbei auch für die nötige Diskretion; niemand wird Sie hier stören, niemand wird erfahren, daß Sie Anhänger eines kleinen Nickerchens sind.

Ein Schläfchen kann man auch in der Abflughalle des Flughafens, dem Wartesaal des Bahnhofs, an der Bushaltestelle und an vielen anderen Orten halten; Sie müssen sie nur entdecken. Ihrer Phantasie sind keine Grenzen gesetzt.

Schlafrituale

Bei vielen Tieren kann man Schlafrituale beobachten. Sie zeigen sich in den Handlungen, durch die sich das entsprechende Tier auf den Schlaf vorbereitet. So drehen Raubtiere, beispielsweise Löwen, Füchse, aber oft auch Hunde, mehrere Runden um den Schlafplatz, bevor sie sich zum Schlafen niederlegen. Dabei inspizieren sie das Terrain und scharren Laub für ein weiches Lager zusammen.

Die Angewohnheit, zum Schlafen einen bestimmten Ort aufzusuchen, gehört ebenfalls zu den Schlafritualen. So schlafen Kaninchen niemals außerhalb ihres unterirdischen Baus, während Bären Höhlen, Felsspalten, Felsüberhänge und ähnlich geschützte Plätze bevorzugen. An den entsprechenden Orten sind diese Tiere während des Schlafs vor natürlichen Feinden und Wetterumschwüngen sicher. Analog zum Verhalten im Tierreich könnte Ihr persönliches Schlafritual in der Vorbereitung des Bettes bestehen; vielleicht stöpseln Sie auch das Telefon aus, damit niemand Sie stört, putzen sich die Zähne, trinken noch einen Schluck Wasser, ziehen sich aus, schlüpfen in den Schlafanzug, löschen das Licht ... Solche Rituale sind sehr nützlich, denn es handelt sich dabei um konditionierte Reflexe, die das Einschlafen erleichtern.

Dauer des Mittagsschlafs

Es gibt keine feste Regel, wie lange das Mittagsschläfchen dauern sollte; Sie selbst bestimmten den Zeitrahmen. Winston Churchill und André Gide pflegten mittags mehr als eine Stunde zu schlafen, Salvador Dalí begnügte sich mit einigen Sekunden, und meine Nickerchen dauern zwischen wenigen Sekunden und zwanzig Minuten. Die Anzahl der mittäglichen Nickerchen (eines, zwei, drei oder mehr) und ihre Dauer (zwischen einer und dreißig Minuten oder länger) hängt von ganz persönlichen Kriterien, den individuellen Vorlieben und letztlich auch vom Terminplan des einzelnen ab. Es gibt weder für die Dauer noch für die Methode ein Patentrezept; jeder sollte sich aus der Vielzahl der Möglichkeiten das aussuchen, was seinen Bedürfnissen am nächsten kommt. Je mehr Erfahrung Sie mit dem Nickerchen zwischendurch haben, desto schneller und wirksamer wird sich die Erholung einstellen.

Eine Faustregel sollte man allerdings beachten: Je kürzer die Pause, desto häufiger sollte sie stattfinden. Die Erfahrung zeigt, daß die Wirkung eines einminütigen Nickerchens nicht so dauerhaft ist wie die eines halbstündigen Schlafs. Ein halbstündiger Schlaf bewirkt ungefähr dasselbe wie zwei Erholungspausen von je einer Viertelstunde oder mehrere fünfminütige Unterbrechungen. Es kommt weniger darauf an, viel zu schlafen, als vielmehr zum richtigen Zeitpunkt oder mehrere Male für kurze Zeit wegzunicken.

Ausgedehnter Schlaf, Entspannungsschlaf und Blitzschlaf

Der Mittagsschlaf läßt sich je nach Dauer in drei Kategorien unterteilen: in den ausgedehnten Schlaf von mindestens einer halben Stunde, den Entspannungsschlaf, der zwischen fünf und dreißig Minuten dauert, und den Blitzschlaf, für den man weniger als fünf Minuten benötigt.

Der *ausgedehnte Schlaf* findet in der Regel im Liegen statt (im Bett, in einer Hängematte, auf einer Bank oder im Gras) und ist zeitlich nicht beschränkt. Während des ausgedehnten Schlafs durchläuft man über den Tiefschlaf und die Traumphase alle Schlafphasen. Für einen ausgedehnten Schlaf wird man sich entscheiden, wenn man sehr müde ist, um sich beispielsweise zu erholen, wenn man die Nacht zum Tag gemacht hat, oder um nach einem Langstreckenflug die Zeitverschiebung auszugleichen. Um sich den Schlaf zu verschönen, kann man sich vorstellen, im Sommer an einem Strand unter Kokospalmen zu liegen. Der französische Schriftsteller André Gide, ein großer Liebhaber des Mittagsschlafs, hat einmal folgendes gesagt: »Mein Mittagsschlaf ... kann bis zu zwei Stunden dauern, ohne daß mein nächtlicher Schaf dadurch Schaden erleidet.«

Der *Entspannungsschlaf* dauert zwischen fünf und dreißig Minuten. Diese Form des Mittagsschlafs ist die wohl am häufigsten praktizierte. Einen Entspannungsschlaf sollte man sich einmal am Tag gönnen, beispielsweise nach dem Mittagessen. Man kann ihn auf verschiedene Arten durchführen: im Liegen, im Sitzen oder in der auf Seite 59 beschriebenen Kutscherhaltung. Die Dauer des Entspannungsschlafs hängt vom persönlichen Terminkalender und den individuellen Vorlieben ab; manche mögen ihn gern länger (20 bis 30 Minuten) und in einem Bett, andere bevorzugen eine kürzere Variante (5 bis 10 Minuten) im Sitzen oder zur Hälfte ausgestreckt. Der Entspannungsschlaf läßt sich im Büro nicht immer problemlos durchführen, aber beispielsweise unterwegs im Zug, in der U-Bahn, im Flugzeug oder am Feierabend zu Hause. Diese Form des Mittagsschlafs war schon immer die beliebteste, wie schon Guy de Maupassant bei der Rückkehr von der

Jagd bemerkte: »Auf der Nachhausefahrt, in der Kutsche, schliefen sie alle.«

Der *Blitzschlaf* ist eine ultraschnelle Form des Mittagsschlafs, die weniger als fünf Minuten dauert und streßlösend wirkt. Auf diese Weise kann der Schlafende vor besonderen Ereignissen wie einer Prüfung oder einem Gespräch mit einem wichtigen Kunden in kurzer Zeit seinen Energiespeicher auffüllen. Auch am Ende eines anstrengenden Tages läßt sich so noch einmal für Erholung sorgen. Während des Blitzschlafs schließt man die Augen und entspannt sich innerhalb weniger Sekunden, indem man tief und langsam ein- und ausatmet. Der Blitzschlaf läßt sich praktisch überall durchführen: zum Beispiel in der U-Bahn zwischen zwei Stationen oder auch im Stehen, etwa im Gang, vor einem Treffen mit Geschäftspartnern. Der spanische Maler Salvador Dalí war der Prototyp eines Blitzschläfers: Er setzte sich in einen Sessel und hielt zwischen Daumen und Zeigefinger einen Teelöffel. Neben der Armlehne des Sessels, unter dem Löffel, stand ein Messingteller. Wenn der Schlaf kam, entspannten sich die Muskeln seiner Hand, der Löffel fiel auf den Messingteller und veranstaltete Lärm, der den Schlafenden weckte. Auf diese Weise kann man sichergehen, nicht den ganzen Nachmittag zu verschlafen! Dalí war der Ansicht, daß der kurze Schlaf, den er vor dem Niederfallen des Löffels genießen konnte, besonders wohltuend war; frisch und guter Dinge ging er wieder ans Werk. Ich teile diesen Standpunkt. Das Beispiel Dalís zeigt eine ideale Form des Blitzschlafs. Der Tümmler schläft nicht, wie der Mensch, viele Stunden am Stück. Ihm genügen mehrere Blitzschläfchen von einigen Sekunden Dauer, niemals befindet er sich in vollkommen schlafendem Zustand. Dieses Säugetier beherrscht von Geburt an die Technik des Blitzschlafs. Jeder kann diese Methode erlernen, die in wenigen Sekunden enorme Erholung schenkt. Für fortgeschrittene Mittagsschläfer ist das gar nicht schwer.

Wann der Mittagsschlaf besonders nötig ist

Es gibt einige Situationen, in denen man alles stehen- und liegenlassen sollte, um sich eine kurze Entspannung zu verschaffen.

Wenn alles schicfgeht. Wenn einmal überhaupt nichts mehr klappen will, lassen Sie alles liegen und stehen, legen sich hin und schlafen. Nach einem erholsamen Nickerchen sieht alles gar nicht mehr so schlimm aus; die Dinge gehen dann viel leichter von der Hand. Es kommt einem dann fast so vor, als sorge der Schlaf für Klarheit und Optimismus. Ich bin immer wieder erstaunt, wenn ich bemerke, wie positiv und klar sich scheinbar ausweglose Situationen nach einem kurzem Schlaf darstellen.

Müdigkeit am Steuer. Neben der Tatsache, daß Müdigkeit das Nervensystem in schädlichen Streß versetzt, ist es auch gefährlich, ohne Ruhepausen stundenlang hinter dem Steuer eines Autos zu sitzen. Ein Blitzschlaf reicht oft schon aus, um den Geist wieder zu erfrischen; bei großer Müdigkeit, besonders nachts, kann ein Entspannungsschlaf häufig die alte Form wiederherstellen. Wenn Sie niemand am Steuer ablösen kann, fahren Sie einfach auf den nächsten Rastplatz.

Wenn sich die Gedanken im Kreis drehen. Man hat zuviel gearbeitet, irgendwann drehen sich die Gedanken schließlich nur noch im Kreis; dann ist es vorbei mit der Konzentration. Dieses Signal zeigt Ihnen an, daß die Nerven Ruhe brauchen. In den meisten Fällen reicht hier ein Blitzschlaf aus.

Vor einem wichtigen Treffen, einem entscheidenden Gespräch, einer Prüfung. Suchen Sie sich eine ruhige Ecke, schließen Sie die Augen, atmen Sie tief durch, und stellen Sie sich vor, daß sich alles wie gewünscht entwickelt. Der Blitzschlaf hat in solchen Situationen gleichzeitig eine Anti-Streß-Wirkung, vertreibt die Aufregung und dient der psychologischen Vorbereitung auf das bevorstehende Ereignis.

Nach einer üppigen Mahlzeit. Wenn Sie im Restaurant all den Köstlichkeiten nicht widerstehen konnten und so richtig zugelangt haben, können Sie sicher sein, daß Ihre Leistungsfähigkeit in den folgenden Stunden stark eingeschränkt sein wird. Warum nicht also gleich einen Verdauungsschlaf einplanen? In solchen Fällen ist ein Blitzschlaf nicht immer ausreichend, besser ist ein Entspannungsschlaf ... und an Festtagen wie Weihnachten und Ostern sowie nach Geburtstags- oder Hochzeitsessen sollten Sie in jedem Fall einen ausgedehnten Schlaf vorsehen.

Die Atmung während des Mittagsschlafs

Während des Schlafs, wenn man keinen Einfluß darauf nehmen kann, verlangsamt sich in der Regel der Atem. Der Zustand des Halbschlafs bietet sich an, um Atemübungen durchzuführen; die indischen Yogis sind der Ansicht, daß tiefes Atmen die positiven Auswirkungen des Schlafs zwischendurch noch verstärkt. Auch ich habe die Erfahrung gemacht, daß ein Nickerchen, bei dem man tief durchatmet, noch weitaus erholsamer ist als ein normales Schläfchen.

Und so geht man dabei vor: Zuerst macht man den Hals frei, man lockert also die Krawatte und öffnet nötigenfalls den obersten Hemden- oder Blusenknopf. Schneuzen Sie sich, um Ihre Nase frei zu bekommen. Legen Sie sich hin, schließen Sie die Augen und atmen Sie möglichst durch die Nase. Verlangsamen Sie dabei bewußt die Atmungsgeschwindigkeit sowohl beim Ein- als auch beim Ausatmen. Legen Sie nach dem Ein- und dem Ausatmen jeweils Atempausen von einigen Sekunden ein (Luft anhalten). Diese Atemtechnik erlaubt es Ihnen sogar, sich bei geöffneten Augen zu entspannen, beispielsweise während einer Sitzung. Über die Atmung kann man bestens und sehr wirksam zu innerer Ruhe gelangen. Indem man den Atemrhythmus verlangsamt, verlangsamen sich auch die Rhythmen des Gehirns, die eng mit der Atmung zusammenhängen. Fortgeschrittene Entspannungskünstler können auf diese Weise in ihrem Gehirn den alpha-Rhythmus (der normalerweise während des Schlafs auftritt) auslösen – und das bei geöffneten Augen!

Verschiedene Hilfsmittel

Verschiedene Hilfsmittel machen den Schlaf zwischendurch angenehmer und leichter durchführbar. Diese Utensilien sind jedoch nicht unbedingt nötig, denn im Prinzip braucht man gar keine Hilfsmittel, um sich tagsüber zu entspannen. Sie können allerdings dazu beitragen, das Nickerchen angenehmer zu gestalten.

Die *Hängematte*, in der schon die Ureinwohner der Karibik schlummerten, ist ein »schwebendes Bett«, das uns in die Lüfte entführt, weit weg vom Boden der Realität. Das sanfte Wiegen läßt uns leichter in den Schlaf finden.

Ohrenstöpsel schirmen uns vor der Geräuschkulisse, die um uns herum herrscht, ab; das ist besonders in der Stadt von Vorteil. Für fortgeschrittene Mittagsschläfer, die wir nach der Lektüre der folgenden Kapitel ja alle sein werden, ist Lärm allerdings kein Hindernis.

Die *Schlafbrille*, die oft in Flugzeugen verteilt wird, um den Reisenden ein Maximum an Erholung zu ermöglichen, zwingt uns, die Augen zu schließen – auf diese Weise schlafen wir schneller ein. Eine Schlafbrille kostet nicht viel und erleichtert vor allem lichtempfindlichen Menschen das Nickerchen zwischendurch. Ein befreundeter Journalist, mit dem ich über die Entstehung dieses Buches sprach, erzählte mir, daß der ehemalige französische Staatspräsident Valéry Giscard d'Estaing sich während langer Flüge zu Staatsbesuchen häufig einer Schlafbrille bediente, um abzuschalten.

Der *Walkman* unterstützt ebenfalls das Nickerchen, wenn man sich mit sanfter, beruhigender Musik berieseln läßt. Für diesen Zweck bieten sich besonders die Nachtmusiken Chopins, die Mozart-Symphonien Nummer 30, 33, 34 und 40, die Beethoven-Violin-Sonaten Nummer 2, 7 und 10 sowie die Orgel-Symphonien Saint-Saëns an oder aber Musik, die speziell zum Entspannen komponiert wurde, etwa Stücke von Steven Halpern, Kitaro oder Thierry Moratti.

Es ist sicher auch hilfreich, Kassetten mit Anweisungen zur Entspannung zu hören. In jedem Fall sollte man hektische und aggressive Rhythmen meiden, wobei jedoch fortgeschrittene Schläfer selbst das nicht an der Entspannung hindert. Ab und zu besuche ich abends mit Freunden eine Diskothek. Auch in dieser Umgebung, selbst wenn die Musik sehr laut aus den Boxen dröhnt, gelingt es mir, mich in einer Ecke eine Viertelstunde zu entspannen und in den Schlaf zu finden. Dank dieser kurzen Erholungsphase und aufgrund der Tatsache, daß ich einen großen Bogen um Alkohol mache, springe ich am nächsten Morgen zur gewohnten Stunde ausgeruht aus dem Bett, selbst wenn es sehr spät geworden ist.

Gehirnsynchronisatoren sind elektronische Apparate, die das Gehirn mit Hilfe von Kopfhörern und vor den Augen installierten Leuchten stimulieren. Die rhythmischen akustischen und optischen Reize liegen auf ganz speziellen Frequenzen und lösen ein Phänomen aus, das »zerebrale Synchronisation« genannt wird. In diesem Zustand fällt die sensorielle Loslösung besonders leicht, man findet mühelos in den Schlaf.

Diese relativ teuren Apparate sind für die Erholung natürlich nicht unverzichtbar, doch erleichtern sie die Entspannung und sorgen für tiefen, erholsamen Schlaf.

Eine gute *Matratze* ist sehr wichtig für tiefen, entspannenden Schlaf. Pierre Fluchaire, ein französischer Schlafforscher, der bereits mehrere Bücher über den Schlaf geschrieben hat und ein großer Anhänger des Mittagsschlafs ist, schläft pro Nacht lediglich vier Stunden. Von ihm stammen die folgenden Tips:

1. Sorgen Sie für eine gute Matratze.
2. Respektieren Sie die Schlafzyklen, gönnen Sie sich Schlaf und Erholung, wenn es Ihnen der Schlafinstinkt sagt.
3. Halten Sie Mittagsschlaf.

> Wasserbetten fördern ebenso wie die Gehirnsynchronisatoren das Empfinden der sensoriellen Loslösung, verleihen dem Körper ein Gefühl der Schwerelosigkeit und erleichtern auf diese Art die Entspannung. Wußten Sie eigentlich, daß es Wasserbetten schon seit dreitausend Jahren gibt? So schliefen die Perser auf mit Wasser gefüllten Matratzen, die aus zusammengenähten Ziegenhäuten bestanden.

Den Schlaf sinnvoll nutzen

Vorbei sind die Zeiten, als man dachte, Schlaf sei reine Zeitverschwendung. Heute weiß man, daß Schlaf und Erholung keine Zeitvergeudung sind, denn man kann während des Schlafs arbeiten, seine Persönlichkeit entwickeln und das Gedächtnis trainieren. Verschiedene Techniken der Persönlichkeitsentwicklung lassen sich hervorragend während des Schlafs anwenden:

- die verschiedenen Entspannungsmethoden
- Atemübungen
- die sogenannte Coué-Methode, bei der man im Schlaf stets aufs neue den folgenden Satz wiederholt: »Jeden Tag, in jedem Augenblick meines Lebens fühle ich mich immer besser.« Dabei stellt man sich vor, daß man sich tatsächlich immer besser fühlt.
- Visualisierungs- und Vorstellungskraft: Stellen Sie sich während des Schlafs vor Ihrem »inneren Auge« bildlich die Ziele vor, die Sie verfolgen.
- Kontrolle über bestimmte Angewohnheiten (Rauchen, Bulimie etc.): Visualisieren Sie beim Entspannen bis zum Einschlafen das Verhalten, das Sie gern bei sich sehen würden. Wenn es Ihnen gelingt, davon zu träumen, bedeutet dies, daß Ihr Unterbewußtsein diese Vorstellung akzeptiert hat: Die Sache ist gewonnen.
- Lernen im Schlaf: Diese Lernmethode wird vor allem für das Erlernen von Fremdsprachen eingesetzt.
- Hörkassetten: Bestimmte Botschaften, die zusammen mit entspannender Musik aufgenommen wurden, erlauben es Ihnen, Ihre Persönlichkeit in eine bestimmte Richtung zu entwickeln.
- Viele weitere Techniken wie Autosuggestion, Selbsthypnose, mentale Programmierung, Gebet, geistige Bilanz oder Gewissensprüfung lassen sich während des Schlafs durchführen. Näheres dazu erfahren Sie im Kapitel »Der Mittagsschlaf – Quelle der Spiritualität« (S. 139).

Schlafbeobachtungen

Vielleicht möchten Sie ja über Ihren Schlaf Buch führen. Das ist zwar nicht unbedingt notwendig, um Entspannung und Erholung zu finden, doch erleichtert dieses Vorgehen so manchem das Entdecken der Wohltaten des Mittagsschlafs. Legen

Sie sich am besten einen kleinen Spiralblock zu, den Sie zusammen mit einem Stift auf Ihrem Nachttisch deponieren. In dieses Büchlein können Sie alle Beobachtungen zu Ihrem Mittagsschlaf eintragen. So notiert man beispielsweise den Zeitpunkt des Einschlafens, die Schlafdauer, die Position, in der man den Schlaf verbracht hat, anhand einer von 1 bis 10 reichenden Punkteskala die Tiefe des Schlafs, ebenfalls mittels einer solchen Skala das Wohlbefinden, das man in den auf das Nickerchen folgenden Stunden verspürt, die Dauer des folgenden nächtlichen Schlafs und vieles mehr.

Notieren Sie auch nach jedem Nickerchen, welche Gedanken Ihnen während der Entspannung in den Sinn kamen. Dieser Punkt verdient besondere Aufmerksamkeit, denn die Gedanken, die uns im Schlaf durch den Kopf gehen, stammen aus unserem tiefsten Unterbewußtsein.

Auf diese Weise werden Sie sich selbst besser kennenlernen, und je länger Sie den Mittagsschlaf praktizieren, desto größere Bedeutung wird er in Ihrem Leben erlangen. Nach und nach werden Sie erkennen, welche Verbesserungen Sie dem Nickerchen zwischendurch zu verdanken haben.

Um aus dem Mittagsschlaf den optimalen Nutzen zu ziehen, sollten Sie zuallererst Ihren Erholungsbedarf feststellen. Tragen Sie im folgenden oder in Ihrem eigenen Schlafkalender ein, an welchen Tagen Sie zu welcher Tageszeit Erschöpfung verspüren:

Montag:
Dienstag:
Mittwoch:
Donnerstag:
Freitag:
Samstag:
Sonntag:

Zu diesen Uhrzeiten sollten Sie sich einige Augenblicke für ein Nickerchen reservieren. Aber wo und wie können Sie sich entspannen? Tragen Sie im folgenden Lösungsideen zu Ort und Position des Mittagsschlafs ein, die Sie dann in Ihren Schlafkalender übernehmen:

Montag:
Dienstag:
Mittwoch:
Donnerstag:
Freitag:
Samstag:
Sonntag:

Stellen Sie nun eine Liste der Orte auf, an denen Sie ein Schläfchen halten können; notieren Sie ebenfalls die Dauer des Nickerchens (ausgedehnter Schlaf, Entspannungs- oder Blitzschlaf), und ordnen Sie den Orten die entsprechenden Tage und Uhrzeiten zu:

In meinem Bett:
In der Natur, im Garten:
Im Ruheraum (im Fitneßcenter oder nach der Sauna):
Im Schwimmbad, am Strand:
Im Park, im Grünen:
Am Arbeitsplatz:
Im Auto:
Im Zug, im Flugzeug:
Im Bus, in der U-Bahn:
Am Wochenende:
Im Urlaub:
Anderes:

Nachdem Sie nun all diese Punkte geklärt haben, fertigen Sie eine Liste der Faktoren an, die Ihren Mittagsschlaf stören oder gefährden könnten, beispielsweise das Telefon oder Arbeitssitzungen:

Nun suchen Sie für jeden Punkt eine Lösung:

Falls Sie den Mittagsschlaf noch nicht zu einem festen Bestandteil Ihres Tagesablaufs gemacht haben sollten, tragen Sie während der ersten Wochen in Ihrem Terminkalender dick das Wort »Schlaf« unter den entsprechenden Tagen und Uhrzeiten ein. Auf diese Weise haben Sie sich automatisch die Zeit für das Nickerchen reserviert. Und planen Sie auch wirklich eine realistische Dauer ein; so vermeiden Sie Überschneidungen mit anderen Aktivitäten.

Wenn Sie mit Spott oder dummen Bemerkungen von Freunden oder Kollegen rechnen, so legen Sie von vornherein eine Strategie fest, mit der Sie diesem Verhalten begegnen wollen.

1. Fordern Sie nachdrücklich Ihr Recht auf den Mittagsschlaf. Halten Sie zur Unterstützung Ihrer Forderung gleich eines der zahlreichen überzeugenden Argumente, die Sie in diesem Buch finden, bereit, etwa: »Auch große Persönlichkeiten haben Mittagsschlaf gehalten: Edison und Napoleon hätten nie auf ihr Nickerchen verzichtet!« Oder: »Danach bin ich um so leistungsfähiger!« Oder: »Der Mittagsschlaf ist sehr gesund und wirkt vorbeugend gegen Herzerkrankungen!«

2. Überlegen Sie sich schon vorher eine gute Ausrede wie »Ich muß mal telefonieren« oder »Ich muß mal kurz abschalten« (indem Sie verschweigen, daß es sich um ein Nickerchen handelt) oder »Ich habe ein wichtiges Treffen« (mit dem Schlaf natürlich!) oder »Bin in zwanzig Minuten wieder da« oder »Ich muß über etwas nachdenken, bitte stört mich in der nächsten Viertelstunde nicht«.

3. In welcher Art und Weise Sie auch immer Ihrer Umwelt von dem Mittagsschlaf erzählen, tun Sie es ruhig und bestimmt, sprechen Sie mit lauter, fester Stimme, und denken Sie daran, daß der Humor eine sehr wirksame Waffe sein kann.

Wenn Sie sich so verhalten, wird Ihre Umgebung den Mittagsschlaf akzeptieren – und Ihnen vielleicht schon bald nacheifern.

Das Aufwachen

»Jedes Erwachen ist für uns wie eine neue Geburt.«

Sigmund Freud

In den fernöstlichen Philosophien kommt dem Übergang vom Schlaf zum Erwachen eine überaus große Bedeutung zu; er symbolisiert in vielen Fällen das spirituelle Erwachen allen Seins. Der Name »Buddha« bedeutet wörtlich übersetzt »der Erwachte« und ist eine Ableitung des Verbs *buhd*, was soviel wie »aufwachen, erwachen« heißt. Das Erwachen König Ludwigs XIV. war am französischen Hof des 18. Jahrhunderts das wichtigste Ereignis des ganzen Tages. Seine Majestät empfing, noch im Bett liegend, die Höflinge und erteilte je nach seinen nächtlichen Inspirationen die Anweisungen für den Tag.

Im Volksmund existiert der Ausdruck: »Mit dem linken Fuß zuerst aufgestanden sein«, was gleichbedeutend mit schlechter Laune ist. Auch der Umkehrschluß ist erlaubt: Wer die Kunst des Aufstehens beherrscht, hat automatisch einen guten Start in den Tag. Das Erwachen und Aufstehen ist tatsächlich eine Kunst, eine Wissenschaft, eine Technik, die man erlernen kann. Ich selbst habe bis zum Alter von fünfundzwanzig Jahren erfahren, wie lästig und mühsam das

Aufstehen sein kann. Selbst nach elf bis zwölf Stunden Schlaf wurde ich nur mit Mühe wach; das Rasseln des Weckers erschien mir wie ein böser Alptraum, und ich verspürte schon bei dem bloßen Gedanken ans Aufstehen Erschöpfung – noch bevor der Tag richtig begonnen hatte. Heute weiß ich, wie man mühelos aus den Federn kommt.

Der beste Mittagsschlaf nutzt nichts, wenn man mit dem linken Fuß zuerst aufsteht. Hier einige Tips zum richtigen Aufstehen:

Man sollte auf gar keinen Fall zu schnell aufstehen; lassen Sie sich und Ihrem Körper Zeit zum Wachwerden. Die Zeit, die der Mensch zum Wachwerden benötigt, schwankt natürlich individuell, doch als Faustregel kann man sich merken, daß sie ungefähr der Zeit entspricht, die man zum Einschlafen braucht. Wenn Sie etwa zehn Minuten brauchen, um in das Reich der Träume abzutauchen, benötigt Ihr Körper zum sanften Auftauchen etwa dieselbe Zeit. Die fortgeschrittenen Schlafkünstler, die, egal an welchem Ort, in einigen Sekunden in den Schlaf versinken, werden in der Regel auch ebenso schnell wieder wach und fühlen sich schon in der ersten Sekunde des Erwachens aus einem tiefen Schlaf frisch und erholt.

Zuallererst sollten Sie sich beim Erwachen zur Begrüßung selbst zulächeln. Denken Sie an etwas Positives wie: »Es lebe das Leben, heute ist ein guter Tag!« Es ist wirklich so, daß Ihre ersten Gedanken und Gefühle direkt beim Aufwachen den Ton für den ganzen Tag angeben. Der erste Gedanke bestimmt den Gemütszustand für die folgenden Stunden, weil man sich in diesem Augenblick noch im Schlaf befindet, der Gedanke folglich ins Unterbewußtsein dringt und von dort eine Art hypnotische Wirkung ausstrahlt.

Noch bevor Sie richtig zu sich gekommen sind, sollten Sie lächelnd zu sich selbst sagen: »Ausgezeichnet! Ich erwache, ich fühle mich fit, ich werde heute viele großartige Menschen treffen und interessante Erfahrungen machen!« Noch bevor

Sie sich bewegen, atmen Sie ein- bis zweimal tief durch. Dann erst werden Sie richtig wach: Wecken Sie Ihre Muskeln, indem Sie Finger und Zehen bewegen, dann die Gliedmaßen, zuerst rechts, dann links, wie eine Katze, die erwacht; atmen Sie nochmals ein- bis zweimal tief durch. Dann erst richten Sie sich auf. Dieses »sanfte Erwachen« sollten Sie sowohl nach dem nächtlichen Schlaf als auch nach dem Mittagsschlaf oder einer Entspannungsphase praktizieren. Beginnen Sie damit gleich nach dem nächsten Schläfchen

1. »Heute ist ein guter Tag!«
2. Durchatmen.
3. Hände und Füße bewegen.
4. Sich sanft räkeln.
5. Durchatmen.
6. Aufstehen.

Wie man sein Leben ändert

*»Jeder will die Menschheit ändern,
aber keiner will sich selbst ändern.«*

Leo Tolstoi (1828–1910)

Wenn wir schon nicht unsere gesamte Umwelt nach unseren Vorstellungen formen können, so haben wir doch die Möglichkeit, Einfluß auf unsere persönlichen Belange zu nehmen. Eine Veränderung der großen Zusammenhänge beginnt im Kleinen, bei uns selbst.

Es steht uns frei, uns selbst und unser Leben zu verändern, wenn wir es nur wirklich wollen. Eine Veränderung der eigenen Angewohnheiten erscheint uns manchmal schwierig, wenn nicht gar unmöglich. Und dabei ist es doch so einfach; man muß nur sofort und ganz konkret damit beginnen. Die Verbesserung Ihrer Lebensumstände beginnt beispielsweise damit, daß Sie sich ganz bewußt für den Mittagsschlaf entscheiden. Die im folgenden beschriebene »Schlafkur« dauert acht Tage und stellt eine ganz einfache und konkrete Möglichkeit dar, sein Leben zu verändern.

Die achttägige Schlafkur

Die achttägige Schlafkur wird Ihnen helfen, die Wohltaten des Mittagsschlafs zu entdecken. Schon nach wenigen Tagen werden Sie eine Steigerung Ihrer Vitalität und Ihres Optimismus feststellen können und sicherlich auch eine Abnahme Ihres Schlafbedarfs bemerken; die Dauer des nächtlichen Schlafs und die des mittäglichen Nickerchens wird in der Summe geringer ausfallen als die Dauer Ihres früheren nächtlichen Schlafs, als Sie noch keinen Mittagsschlaf hielten.

Der Zeitraum für diese achttägige Kur hat sich nicht durch Zufall ergeben. Man benötigt in der Tat eine Woche, um sich an neue Schlafrhythmen zu gewöhnen. Diese Zeit braucht man in der Regel auch, um eine mehrstündige Zeitverschiebung nach einem Langstreckenflug auszugleichen. Eine Woche benötigt man ebenfalls, um die Wohltaten des Mittagsschlafs schätzen zu lernen und sich an die neue Aufteilung des Schlafs zu gewöhnen.

Diese Kur läßt sich überall durchführen, während der Arbeit oder im Urlaub; sie erlegt Ihnen keinerlei Zwang auf, sondern fügt sich nahtlos in Ihren gewöhnlichen Tagesablauf ein. Und so wird's gemacht:

1. Legen Sie die Dauer der Schlafkur fest (mindestens acht Tage).
2. Bestimmen Sie den ersten Tag, und tragen Sie ihn in Ihren Terminkalender ein.
3. Legen Sie den Ort und die Zeiten, zu denen das tägliche Nickerchen während der Kur stattfinden soll, fest. Wählen

Sie am besten einen Zeitpunkt am frühen Nachmittag im Anschluß an das Mittagessen. Wenn das für Sie nicht machbar ist, bestimmen Sie eine Zeit am späteren Nachmittag, am späten Vormittag oder aber vor dem Abendessen, wenn Sie wieder zu Hause sind. Sie können als Ort das Bett, eine Hängematte oder einen Sessel wählen.
4. Bestimmen Sie die ungefähre Dauer Ihres täglichen Nickerchens; sie sollte zwischen 10 und 60 Minuten betragen. Sehen Sie im Normalfall 30 Minuten vor, doch legen Sie die jeweilige Dauer so fest, daß Sie in Ihren Terminkalender paßt. Eine Minimumdauer von 10 Minuten sollte allerdings nicht unterschritten werden, solange Sie die Technik des Blitzschlafs noch nicht beherrschen. Tragen Sie die täglich vorgesehene Dauer in Ihren Terminkalender ein, etwa so: »14 Uhr: 20 Minuten Schlaf im Auto« oder »18 Uhr: 40 Minuten Schlaf zu Hause im Bett vor dem Abendessen«.
5. Sehen Sie wirklich feste Termine für Ihre Schlafkur vor, notieren Sie sie sofort Tag für Tag in Ihrem Terminkalender, und halten Sie sie auch ein. Wenn Sie nicht von vornherein die entsprechenden Uhrzeiten für Ihre Schlafkur freihalten, laufen Sie Gefahr, sie wieder und wieder aufzuschieben und sie letztlich niemals zu machen.
6. Halten Sie täglich mindestens einen Mittagsschlaf, wie es in Ihrem Terminkalender vorgesehen ist.

Diese »Schlafkur« ist einfach, fast zu einfach zu realisieren, doch sie kann Ihr Leben nachhaltig verändern! Führen Sie diese Kur mehrfach unter unterschiedlichen Bedingungen durch: Variieren Sie Uhrzeit, Dauer und Ort. Wenn Sie erst einmal Ihre Erfahrungen gemacht haben, wird der Mittagsschlaf bald zu einem festen Bestandteil Ihres Lebens, den Sie nicht mehr missen möchten.

III. Der Mittagsschlaf – Quelle der Gesundheit

»Die meisten Menschen können nach einer mehr oder weniger langen Pause nach dem Mittagessen die Nachmittagsaktivitäten wirkungsvoller und energischer angehen. Man kann sagen, daß der Mittagsschlaf für Menschen jedes Alters nützlich ist. Dank dieser Pause werden Streß und Anspannung abgebaut, die Menschen finden leichter in den Schlaf.«

F. Delormas[1]

---

[1] Delormas, F., »Le sommeil, mode d'emploi«, *Revue des Ligues de Santé*, 3/1990

In diesem Kapitel werden wir sehen, daß der Mittagsschlaf nicht nur eine Quelle des körperlichen Wohlbefindens, sondern auch der Gesundheit ist. Diese Tatsache ist ebenso für Gesunde, die Krankheiten durch eine gesunde Lebensweise vorbeugen wollen, als auch für Kranke, die schnell wieder genesen und durch den Mittagsschlaf ihre für den Genesungsprozeß wichtige Lebensfreude wiedererlangen wollen, von großem Interesse.

Streß und Gesundheitsprobleme sind der Preis des Fortschritts

Dank des technischen und wissenschaftlichen Fortschritts führen wir heute ein Leben, das in der Geschichte ohne Beispiel ist: Wir bewegen uns mit Autos fort, unterhalten uns per Telefon, informieren uns über das Fernsehen, rechnen mit Computern... Doch leider ist dieses idyllische Bild einer modernen Leistungsgesellschaft nicht ungetrübt, denn der Mensch trägt in unseren Tagen durch seine unangemessene Lebensweise zu seiner eigenen Zerstörung bei: durch falsche Ernährung, Zigarettengenuß, Drogenkonsum und Mißachtung des Biorhythmus. Der Streß und die meisten Krankheiten, unter denen wir heute leiden, besonders die Krankheiten mit Degenerierungserscheinungen, sind die unmittelbare Konsequenz dieser Umweltveränderungen. Denken wir nur an ein Tier, beispielsweise an die Gazelle, die anstelle in der Natur zu leben und Gras zu fressen eingeschlossen zwischen vier Betonwänden dahinvegetieren müßte, ohne die Sonne zu sehen, sich von Butterbrot ernährte und Zigaretten rauchte. Das täte der armen Gazelle sicherlich nicht gut. Wahrscheinlich würde sie das Ganze gar nicht lange überleben. Verstehen Sie nun, welchen Fehler der Mensch begeht, indem er sich für ein solches Leben entscheidet? Unsere Vorfahren haben über Jahrmillionen hinweg in engem Kontakt mit der Natur gelebt. Es ist das Leben in den Städten, das unsere Gewohnheiten und unsere Lebensweise nach und nach negativ verändert.

Dieses Phänomen ist nicht neu. Schon der französische Schriftsteller und Philosoph Montaigne sagte zu seiner Zeit, also im 16. Jahrhundert: »Wir haben die Natur aufgegeben und wollen ihr ihre Lektion lehren, ihr, die uns so glücklich und sicher führte.« Auch Jean-Jacques Rousseau hatte dieses Problem erkannt und schlug als Lösung vor, dieses »freundliche Wilde«, das uns allen innewohne, wiederzuentdecken. Die alte Frage nach der steten Entfernung des Menschen von seinem ursprünglichen Lebensraum – schon vor mehreren zehntausend Jahren verließ der Mensch die Wälder, um zunächst in Dörfern und später in Städten zu leben – stellte sich in den vergangenen Jahren eines beschleunigten technischen Fortschritts immer nachdrücklicher.

Der Schlaf, der früher unverzichtbar war, um neue Kraft zu schöpfen und den überall drohenden Gefahren zu widerstehen, reicht uns heute nicht einmal mehr aus, um den alltäglichen Streß abzubauen – obwohl uns kaum mehr Gefahren aus der Natur bedrohen und unsere äußeren Lebensbedingungen im Hinblick auf Komfort und Bequemlichkeit kaum noch zu wünschen übriglassen. Wie schon der ehemalige amerikanische Präsident Franklin Roosevelt sagte, brauchen wir heute nur noch »Angst vor der Angst selbst« zu haben. Die Angst jedoch hat bereits enorme Ausmaße angenommen und droht um sich zu greifen und weite Bevölkerungskreise zu erfassen. Nun, da wir keine Tiger und Schakale mehr im Nacken haben, müssen wir uns auf anders geartete, aber nicht ungefährlichere Feinde einstellen, die viele Namen haben: Streß, Schlaflosigkeit, Angst, Depressionen – um nur einige zu nennen.

Der moderne Mensch kann nicht mehr schlafen

»Wir bewegen uns heute auf der Straße der Zeit in dem Tempo, das uns der technologische Fortschritt vorgibt. Wir nehmen keinerlei Rücksicht mehr auf die Grundbedürfnisse unseres Körpers und unserer Seele.«

Alexis Carrel

Nur wenige Menschen haben heute das Glück, sich ein Leben lang ihren natürlichen, das heißt gesunden und erholsamen Schlaf erhalten zu haben; man könnte ihn den »Schlaf der Gerechten« oder den »Schlaf der Meister« nennen. Innerhalb der breiten Masse der »Schlafgestörten« kann man zwei Gruppen unterscheiden. Zum einen die Gruppe derjenigen, die zuviel schlafen, die morgens nicht aus den Federn kommen, ständig müde sind und oft nicht ohne Aufputschmittel wie Kaffee, Zigaretten oder Medikamente leben können; zu dieser Gruppe gehörte übrigens auch ich lange Zeit. Die andere Gruppe hingegen zeichnet sich durch Schlaflosigkeit aus und greift häufig zu Schlaftabletten. In beiden Fällen ist das natürliche Gleichgewicht gestört. Jeder fünfte Europäer benötigt allabendlich ein Schlafmittel.

In allen Industrieländern gehören Schlaflosigkeit und Schlafstörungen ganz allgemein zu den am weitesten verbreiteten Erkrankungen. Nach Umfragen französischer Institute beklagen sich etwa fünfzehn Millionen Franzosen über Schlafstörungen oder Schlaflosigkeit; das ist im Schnitt also jeder vierte. In Großstädten wie New York, Paris oder Tokio betrifft es bereits jeden zweiten. Das gilt für sämtliche westliche Industrienationen.

Die beiden Hauptgründe für den Besuch beim Arzt sind Schlaflosigkeit und nervöse Störungen. »Herr Doktor, ich kann nachts nicht schlafen, verschreiben Sie mir doch bitte etwas.« Oder: »Herr Doktor, ich fühle mich ständig müde und abgeschlagen, ich kann nicht mehr, meine Nerven machen nicht mehr mit, ich brauche ein Beruhigungsmittel.« Welche Summen könnten die Krankenkassen sparen, wenn all diese Arztbesuche überflüssig würden! Es wäre klüger, Ärzte und Forschungseinrichtungen dafür zu bezahlen, daß sie die Patienten zu einer gesunden Lebensweise erziehen, anstelle ihnen Geld für das Herstellen und Verschreiben von Medikamenten zu geben. Sie sollten die Menschen vielmehr über den richtigen Schlaf, den erholsamen Mittagsschlaf, gesunde Ernährung und natürliche Lebensweise aufklären. Dann wären all die Medikamente nicht mehr nötig. Unsere Gesundheit wäre zu einem großen Teil gesichert – und unsere Produktivität ebenfalls.

In den Vereinigten Staaten, in Europa und den meisten anderen Industrieländern hat man das Schlafen verlernt. Es ist für uns von lebensentscheidender Bedeutung, wieder schlafen zu lernen und zu einem Gleichgewicht des Schlafs zu gelangen. In einer hektischen Welt wird es immer wichtiger, sich zur Erholung zurückzuziehen, sich in kürzester Zeit zu entspannen, für einige Minuten abzuschalten, seinen Tagesablauf zu optimieren, um mehr und besser arbeiten zu können. Kurz: Es ist unumgänglich, daß wir den Mittagsschlaf wiederentdecken und lernen, unsere Arbeit besser zu organisieren. Das Verschwinden des Nickerchens in der westlichen Welt ist ein biologischer Fehler, ein Verstoß gegen die Natur, der zum größten Teil die Verantwortung für den jämmerlichen Zustand trägt, in dem sich der Schlaf in unserer Zeit befindet.

Guter Schlaf ist wertvoller als alles Geld der Welt

»Ruhe und Erholung sind Güter, die selbst die
mächtigsten Könige der Erde nicht an jene zu vergeben
vermögen, die sie nicht selbst zu nehmen wissen.«

Descartes (1596–1650)

Gesundheit ist unser wertvollstes Gut, und der Schlaf ist untrennbar mit ihr verbunden. Alles andere ist zweitranging. Ein guter Schlaf ist durch nichts zu ersetzen. Diejenigen, denen er abhanden gekommen ist, würden alles geben, um ihn wiederzufinden.

Betrachten wir nur folgendes seltsame, ja fast lächerliche Paradoxon, das aber nichtsdestotrotz Realität ist: Die meisten Menschen verbringen heutzutage die erste Hälfte ihres Lebens damit, ihre Gesundheit zu ruinieren, um Geld zu verdienen; in der zweiten Lebenshälfte geben sie all ihr Geld dafür aus, um ihre Gesundheit zurückzukaufen! Kann man aus diesem Schema ausbrechen? Ich denke, daß dieses Buch dazu beiträgt, es zu erlernen.

Eine kürzlich für eine französische Fernsehsendung zum Thema »Streß« durchgeführte Umfrage ergab, daß sich 82 Prozent aller Befragten extrem gestreßt fühlen. Streß, Schlafprobleme, Depressionen – diese Krankheiten des 20. Jahrhunderts sind keineswegs unvermeidbar, sondern vielmehr das Ergebnis unseres Verhaltens. Man kann sehr wohl gesünder leben und sich trotzdem im modernen Alltag behaupten, inmitten der Gesellschaft leben, weiterhin bei demselben Unternehmen arbeiten, mit derselben Familie zusammenleben, in derselben Stadt wohnen. Die wahre Revolution, die Glück und Gesundheit bedeutet, muß in uns selbst stattfinden. Ändern Sie Ihre Schlafgewohnheiten, achten Sie auf eine gesunde Ernährung – und Sie werden belohnt. Der Mittagsschlaf ist ein Glied in dieser Minirevolution, die wir selbst auslösen müssen, um dem täglichen Streß die Stirn bieten zu können.

Das zeigt der folgende Auszug aus einem wissenschaftlichen Beitrag von Carskadon und Dement vom Stanford University Sleep Research Center:

»Die Zusammenhänge zwischen nächtlichem Schlaf und der Neigung, tagsüber einzuschlafen, wurden bei Erwachsenen erforscht, um Aussagen über die Folgen von längerfristigem Schlafmangel treffen zu können. Die Testpersonen durften eine Woche lang nachts nur fünf Stunden schlafen [...]. Die Neigung, tagsüber einzuschlafen, wurde mit verschiedenen speziellen Methoden gemessen [...]. Ein einstündiger Mittagsschlaf reicht aus, um den nächtlichen Schlafmangel auszugleichen.«

Schlafmittel: keine Lösung für Schlafprobleme

»Mohnsaft nicht noch Mandragora
Noch alle Schlummersäfte der Natur
Verhelfen je dir zu dem süßen Schlaf,
Den du noch gestern hattest.«

William Shakespeare, Othello, 3. Aufzug, 3. Szene

Viele Menschen greifen zu Schlafmitteln, wenn sie unter Schlafproblemen leiden. Barbiturate und Benzodiazepine sind wirksame, leicht zu handhabende Medikamente, die jedoch nicht frei von Nebenwirkungen sind.[1]

Und die einfachste Lösung ist im vorliegenden Fall nicht automatisch die beste. Diese Art von Medikamenten sollte ausschließlich bei ärztlicher Verordnung und nur über einen begrenzten Zeitraum eingenommen werden, da sie schnell zur Abhängigkeit führen kann. Wie beim Tabak und harten Drogen kommt man von solchen Medikamenten nur schwer

---

[1] Colonna, L., Ginestet, D., *Les troubles du sommeil et leurs traitements*, Laboratoires Wieth-Byla, 1974

wieder los. Bereits 1974 waren dreißig Millionen Amerikaner in unterschiedlichen Graden von Schlafmitteln, besonders von Barbituraten[1] abhängig, und man kann davon ausgehen, daß sich die Situation seitdem nicht verbessert hat.

Ein ähnliches Bild bietet sich in Europa und in den anderen Industrienationen. Unsere Lebensweise geht Hand in Hand mit Schlafstörungen, die man nur allzuoft mit Medikamenten zu beheben versucht.

Leider suchen wir die Lösung an der falschen Stelle, da Schlafmittel nicht zu natürlichem Schlaf führen, sondern, ganz im Gegenteil, das ohnehin gestörte Schlafverhalten noch weiter aus dem Gleichgewicht bringen.[2]

Im Jahr 1956 glaubte man in dem Wirkstoff Thalidomid das ideale Schlafmittel gefunden zu haben, das keine der für Barbiturate üblichen Nebenwirkungen aufwies. Dieses neue Medikament, das in Deutschland von 1960 bis 1962 unter dem Namen Contergan im Handel war, hatte den großen Vorteil, daß selbst bei der Verabreichung hoher Dosen keine Vergiftungserscheinungen auftraten. Fünf Jahre später jedoch mußte man feststellen, daß die Kinder von etwa zehntausend Frauen, die dieses vermeintliche Wundermittel während der Schwangerschaft eingenommen hatten, mit zum Teil schweren Mißbildungen (fehlende Gliedmaßen) zur Welt kamen.

Thalidomid wurde dann zwar rasch aus dem Verkehr gezogen, doch zeigt uns diese traurige Geschichte, daß man gegenüber Medikamenten gar nicht mißtrauisch genug sein kann. Selbst bei heutzutage ständig verschriebenen Medikamenten weiß man häufig nur wenig über die Langzeitwirkung oder die Wechselwirkungen mit anderen Medikamenten, mit Kaffee, Alkohol oder Tabak. Die bekannten und unmittelbar auftretenden Nebenwirkungen sind in vielen Fällen schon erheblich – ganz zu schweigen von den Langzeit-

---

[1] Dement, W., Guilleminault, C., *Les troubles du sommeil*, La Recherche, 1974, S. 42, 120–129
[2] Borbély, Alexandre, *Les secrets du sommeil*, Belfond

nebenwirkungen –, aber die meisten Ärzte verschreiben auch weiterhin lieber vermeintliche Allheilmittel, als daß sie ihren Patienten erklären würden, wie sie gesünder und im Einklang mit der Natur leben könnten; der Griff zum Rezeptblock ist immer noch einfacher! Wir sollten allerdings nicht den Fehler begehen, diese Mißstände den Ärzten oder der Pharmaindustrie anzulasten, denn schließlich tun sie nichts anderes, als eine bestehende Nachfrage befriedigen. Häufig sind es die Patienten – oder ihre Arbeitgeber – selbst, die eine rasche Heilung fordern. Und dabei ist es doch so einleuchtend, daß die einzig wirklich befriedigende Lösung in der Vorsorge und der Umstellung des individuellen Verhaltens liegt.

Der Mittagsschlaf ist ein bislang weitgehend unbekanntes und wenig praktiziertes, jedoch um so wirkungsvolleres Mittel, den Biorhythmus wieder ins Lot zu bringen und Schlaflosigkeit bzw. Schlafstörungen zu beheben. Der Mittagsschlaf wird beispielsweise erfolgreich zur Behandlung der Narkolepsie eingesetzt, einer Krankheit, bei der der Patient mehrmals täglich von schweren Schlafattacken heimgesucht wird.

Mit dem Mittagsschlaf Schlafstörungen besiegen

Der Mittagsschlaf kann all jenen helfen, die unter Schlafstörungen leiden. Im folgenden werden Sie sehen, wie einfach es ist, den gesunden und erholsamen Schlaf wiederzugewinnen, selbst wenn der Patient schon lange Zeit unter Schlafstörungen leidet.

1. *Täglich zehn Minuten Mittagsschlaf.* Bringen Sie Ihren Biorhythmus wieder ins Gleichgewicht, indem Sie sich täglich zehn Minuten Erholung verordnen. Legen Sie sich hin, und schließen Sie die Augen, selbst wenn Sie nicht schlafen.

Die Entspannung, die Sie sich auf diese Weise verschaffen, begünstigt indirekt auch den nächtlichen Schlaf. Das hat zwei Gründe: Zum einen normalisiert diese Entspannungsphase den Biorhythmus, zum anderen verhindert sie die Akkumulation von Schlafbedürfnis und Nervosität. Wenn Sie am Abend durch tagsüber angestaute Nervosität sehr angespannt sind, so wird paradoxerweise gerade dieser Überschuß an Nervosität und Schlafbedürfnis ihren nächtlichen Schlaf negativ beeinflussen.

2. *Verzichten Sie auf jegliche Aufputschmittel wie Tabak, Kaffee, Tee.* Interessanterweise ist es wesentlich einfacher, von heute auf morgen mit diesen Lastern Schluß zu machen, als sie sich nach und nach abzugewöhnen. Der Schwierigkeitsgrad der Entwöhnung hat übrigens nichts mit der Anzahl der verwendeten Aufputschmittel zu tun. Je mehr Sie sich dem natürlichen Zustand nähern, desto einfacher wird Ihnen die Entwöhnung fallen.

3. *Bewegen Sie sich täglich.* Gönnen Sie Ihrem Körper täglich ein wenig Bewegung – und wenn es nur fünfzehn Minuten Spazierengehen, Gymnastik, Jogging oder Yoga sind.

4. *Achten Sie auf Ihre Atmung.* Atmen Sie wenigstens drei- bis viermal pro Tag mehrmals hintereinander tief durch, besonders abends vor dem Einschlafen und morgens beim Aufwachen.

5. *Autosuggestion.* Sagen Sie sich ständig begeistert und in positiver Form vor, daß der natürliche Schlaf eine angenehme Sache und ganz einfach ohne eigenes Zutun zu erlangen ist.

6. *Ernähren Sie sich gesünder.* Meiden Sie schwere Mahlzeiten, denn sie stören den natürlichen Schlaf. Essen Sie bei allen Mahlzeiten mehr rohes Obst und Gemüse, das reich an Vit-

aminen ist. Verzehren Sie die Nahrungsmittel möglichst in ihrem natürlichen Zustand, also roh; das gilt auch für Fisch und Fleisch. Wenn Sie die Nahrungsmittel in stark veränderter Form und beispielsweise mit fetten Soßen zu sich nehmen, führen Sie Ihrem Organismus in großer Menge Moleküle zu, die nicht natürlich sind. Einige davon sind neuroaktiv und haben negativen Einfluß auf die Dauer und die Qualität des Schlafs. Vor allem zwei Nahrungsmittel üben sowohl bei Kindern als auch bei Erwachsenen einen besonderen Einfluß auf den Schlaf und die neurologischen Funktionen aus: Kuhmilch und Getreide.[1]

Überraschenderweise ist der Genuß eben jener Nahrungsmittel für den Menschen nicht natürlich. Kein Primat in der freien Natur trinkt die Milch einer anderen Tierart oder bäckt sein Brot. Die in Kuhmilch und Getreide enthaltenen Proteine sind unserer Art fremd und können Allergien auslösen oder unseren Schlaf stören. Jeder kann bei sich selbst testen, ob Milch und Getreide seinem Körper bekommen oder nicht: Verzichten Sie für einen Monat auf beide Nahrungsmittel und die entsprechenden Verarbeitungsformen (also auf Käse, Joghurt, Quark, Butter und Schlagsahne bei Milch und Brot, Mehlspeisen, Kuchen und Plätzchen bei Getreide). In vielen Fällen genügt schon dieser Schritt, um die Qualität des Schlafs zu verbessern. Am letzten Tag dieses Monats verzehren Sie wieder diese Nahrungsmittel und beobachten, ob und wie sich dies auf Ihren Organismus auswirkt. Kuhmilch- und Getreideprodukte sind um so verdächtiger, als sie fester Bestandteil des Speiseplans sind und niemand an ihrer Unschädlichkeit zweifelt. Die Erfahrung zeigt jedoch, daß gerade die bevorzugten Nahrungsmittel, diejenigen, die am meisten konsumiert werden, häufig jene sind, die die Störungen, unter denen wir leiden, hervorrufen. Bei diesem Beispiel wird

---

[1] Dohan, F.C., *The Lancet,* »Schizophrenia and neuro-active peptides from food«, 12.5.1979

einmal mehr deutlich, daß sich viele chronische Störungen erst dann beheben lassen, wenn man bereit ist, seine Ernährung entsprechend umzustellen.

7. *Auch Entspannung ohne Schlaf ist nützlich.* Selbst wenn Sie zwischendurch nicht schlafen können, so ist es in jedem Fall erholsam, sich hinzulegen und sich dabei wenigstens vorzustellen zu schlafen, indem man die Entspannung visualisiert. Diese Art der Entspannung bringt fast ebensoviel Erholung wie ein kurzes Nickerchen.

8. *Verzichten Sie so bald wie möglich auf alle Schlafmittel sowie auf Medikamente, die das Nervensystem beeinflussen; dazu gehören Tranquilizer, Psychopharmaka, Benzodiazepine, Aufputschmittel etc.* Alle diese Medikamente ersetzen den natürlichen Schlaf nicht. Solche Mittel sollten über einen längeren Zeitraum nur unter ärztlicher Aufsicht eingenommen werden. Ist das nicht der Fall, muß gehandelt werden. Ein plötzlicher Einnahmestopp ist jedoch in manchen Fällen gefährlich und kann Entzugserscheinungen zur Folge haben. Ziehen Sie also in jedem Fall Ihren Arzt zu Rate, besprechen Sie mit ihm das weitere Vorgehen, und befolgen Sie strikt seine Anweisungen. Im allgemeinen lassen sich bei einer sukzessiven Reduzierung der Dosen über mehrere Wochen gute Resultate erzielen; man verringert die Einnahme in der ersten Woche beispielsweise von vier auf drei, in der zweiten Woche von drei auf zwei, in der dritten Woche von zwei auf eine Tablette, bis man schließlich ganz darauf verzichtet.

Kaffee und Zigaretten – so überfährt man die rote Ampel

Früher liebte ich es, eine heiße Tasse Kaffee zu trinken, in die ich einige Stückchen Schokolade tunkte; die schmelzende Schokolade nahm einen köstlichen Geschmack an. In den folgenden Jahren vernachlässigte ich diese Angewohnheit. 1978, als ich mich als Siebzehnjähriger auf die Aufnahmeprüfung für die Universität vorbereitete, ließ ich unter dem enormen Streß die köstliche Angewohnheit wiederaufleben. Mein täglicher Konsum betrug wenig später zwanzig Tassen Kaffee und zwei Tafeln Schokolade. Mir war klar, daß das zuviel war, aber ich hatte mich so daran gewöhnt, daß ich nichts dagegen unternehmen konnte. Zur selben Zeit litt ich unter schweren Schlafstörungen und wurde zunehmend nervöser. Mein Organismus schien völlig aus dem Gleichgewicht geraten zu sein, und schon wenige Monate später ließen auch meine schulischen Leistungen zu wünschen übrig. Ich ergriff drastische Maßnahmen und verbannte den Kaffee ganz und gar aus meinem Leben, was für mich ein großes Opfer bedeutete, denn ich liebte stark gezuckerten Kaffee mit Schokolade ungemein. Das Ergebnis hat das Opfer indes bei weitem gerechtfertigt; binnen weniger Tage war alles wieder im Lot. Meine Kreativität von einst kehrte zurück, mein Gedächtnis funktionierte besser denn je, meine Gedanken waren klarer als zuvor. Und meine Noten bestätigten das eindrucksvoll. Seit dieser Zeit trinke ich keinen Kaffee mehr, und mir geht es dabei ausgezeichnet. Die Kaffeegewohnheit war eine Falle, in die wir alle, in welcher Form auch immer, tappen, sei es mit Kaffee, mit Zigaretten, mit Schokolade oder anderen Aufputschmitteln: Die Idee, daß wir Müdigkeit oder Nervosität auf diese Weise vertreiben und unser Gleichgewicht wiederherstellen können, ist so einfach, daß wir nur zu gern daran glauben. Leider aber wirken das Koffein des Kaffees, das Nikotin der

Zigaretten und das Theobromin des Kakaos wie Drogen und gaukeln uns nur ein Wohlbefinden vor, das in Wirklichkeit gar nicht existiert. Der Preis dafür sind Gewöhnung und Abhängigkeit, die uns zu höheren Dosen treiben, damit wir denselben Effekt erzielen. Wenn aber die Konzentration nachläßt, die Müdigkeit immer stärker wird, so ist dies ein Zeichen dafür, daß der Körper Erholung braucht, eine Art »rote Ampel« für jegliche Aktivitäten.

Die natürlichste Reaktion bestünde darin, dem Körper die geforderte Ruhepause zu gönnen; in den meisten Fällen reichen schon einige Minuten aus. Der Griff nach der Kaffeetasse oder einem anderen Wachmacher bedeutet, daß wir das Haltesignal unseres Organismus ignorieren. Es ist also auch nicht erstaunlich, daß wir eines Tages den Preis dafür bezahlen müssen; nach einer gewissen Zeit, schon wenige Monate reichen aus, wird der Biorhythmus vollkommen aus dem Gleichgewicht geraten sein.

Obwohl an anderer Stelle bereits ausdrücklich darauf hingewiesen wurde, wollen wir es hier wiederholen, denn es ist von besonderer Bedeutung: Der Schlafinstinkt hat seinen Sinn! Seinen Organismus zu Leistung anzutreiben, indem man die Müdigkeit mit Kaffee oder Zigaretten verscheucht, wird sich früher oder später bitter rächen. Diese widernatürlichen Verhaltensweisen sind jedoch bereits so weit verbreitet, daß sie fast schon institutionalisiert sind. So findet man kein Büro mehr, in dem nicht fast ununterbrochen die Kaffeemaschine in Betrieb ist; in Schulen und Universitäten gibt es Kaffee- und Süßigkeitenautomaten. Die »Kaffeepause« ist schon so etwas wie eine Bürotradition. Sollte man denn nicht besser von »Erholungspausen«, »Schlafpausen«, »Atempausen«, »Obstpausen« oder »Wasserpausen« sprechen?

Auch in psychologischer Hinsicht ist es schädlich, das natürliche Schlafbedürfnis mit Wachmachern zu unterdrücken, denn wir stehen nicht mehr in Einklang mit unserer Arbeit, da wir lieber einen Augenblick abschalten würden, als ohne Pause weiterzuarbeiten; es liegt auf der Hand, daß das Ergebnis dieser Arbeit sicher nicht das bestmögliche ist. Darüber hinaus, und das ist der vielleicht noch viel bedeutsamere Punkt, haben wir ja schon gesehen, daß die konsequente Unterdrückung unseres Schlaftriebs auf Dauer eine »Schlafneurose« zur Folge haben kann, die sich in Verhaltensstörungen und Veränderungen der Psyche manifestiert. Außerdem können aus der Unterdrückung des Schlafinstinkts auch gesundheitliche Störungen erwachsen, da die Stoffwechselabläufe ebenso wie der geistige Erholungsprozeß eng mit dem Schlaf verbunden sind und sich ohne ihn nicht normal vollziehen können. Kaffee, Zigaretten und andere Aufputschmittel stellen also eine ernstzunehmende Gefahr dar. Es ist folglich sowohl aus gesundheitlichen als auch aus psychologischen Gründen – von dem Argument der Lebensqualität ganz zu schweigen – ratsam, sich erst gar nicht in einen solchen Teufelskreis zu begeben, und sich, sollte man doch hineingeraten sein, so schnell wie möglich wieder daraus zu befreien.

Der Mittagsschlaf verringert die Gefahr koronarer Herzerkrankungen

Erkrankungen der Herzkranzgefäße sind in den Industrienationen die Todesursache Nummer eins; ihnen fallen mehr Menschen zum Opfer als dem Krebs oder AIDS! Jeder zweite stirbt vorzeitig an einer Herzgefäßerkrankung. Die Risikofaktoren, die eine solche Erkrankung begünstigen, sind mittlerweile bekannt: ungesunde Ernährung, Rauchen, aber auch Streß. Da die letztgenannte Ursache, der allseits bekannte Streß, zumindest zum Teil eine logische Folge der Mißachtung des natürlichen Biorhythmus ist, drängt sich auch in diesem Zusammenhang die Frage auf, ob der Mittagsschlaf, der ja Teil dieses Biorhythmus ist, das Risiko einer Herzgefäßerkrankung mindern kann. Das ist in der Tat der Fall und wurde kürzlich von Wissenschaftlern in einem Athener Krankenhaus bestätigt. Sie haben nachgewiesen, daß der Mittagsschlaf Schutz vor koronaren Herzerkrankungen bietet.[1] Die Ergebnisse zeigen, daß ein täglicher Mittagsschlaf von einer halben Stunde das Erkrankungsrisiko um etwa dreißig Prozent mindert; die anderen Risikofaktoren wie Rauchen wurden im übrigen genauso hoch bewertet. Nach dieser Studie ist das Infarktrisiko um so geringer, je länger der Mittagsschlaf dauert.

Der Mittagsschlaf und die Liebe

Welcher Zusammenhang kann zwischen dem Mittagsschlaf und der Liebe bestehen? Das ist ganz einfach: Die drei wichtigsten Instinkte – der Schlafinstinkt, der Sexual- und der Nahrungsinstinkt – sind nicht vollkommen unabhängig voneinander, sondern miteinander verbunden. Alle drei werden vom Hypothalamus aus gesteuert. Aus diesem Grund wirkt sich eine Störung in einem dieser Bereiche auch immer auf die anderen beiden aus. So weiß man beispielsweise, daß ein über längere Zeit bestehender Schlafmangel über kurz oder lang in sexuelle Impotenz, Anorexie oder Bulimie münden kann. Eine Störung des Schlafrhythmus wirkt sich auch negativ auf den allgemeinen Gesundheitszustand aus, was wiederum unserem Liebesleben abträglich sein kann. Damit wir gesunden Appetit und Lust auf die Liebe haben, muß also unser Schlafrhythmus im Gleichgewicht sein – und das erreicht man durch den Mittagsschlaf! Umgekehrt gilt: Wenn wir gesünder essen, wird automatisch auch unser Schlaf besser und unser Liebesleben befriedigender sein.

Wir haben gesehen, daß man nicht nur nachts, sondern

---

[1] Trichopoulos, D., u.a., »Does a siesta protect from coronary heart desease?«, *Lancet*, 1.8.1987, Bd. 2 (8553), S. 269–270

auch tagsüber schlafen sollte. Ebenso müssen Zärtlichkeit und Liebe nicht der Nacht vorbehalten sein; das »Liebesschläfchen« während des Tages läßt sich sehr angenehm gestalten. In einer Gesellschaft, in der die Liebe und die Qualität der zwischenmenschlichen Beziehungen sehr häufig keinen hohen Stellenwert mehr haben, bietet sich der Mittagsschlaf zum Austausch von Zärtlichkeiten und Genießen menschlicher Nähe geradezu an. Im übrigen haben die während der Liebe freigesetzten Hormone offenbar auch eine beträchtliche Anti-Streß-Wirkung. Liebe, Zärtlichkeit oder einfach nur eine gegenseitige Massage lassen sich perfekt mit dem Nickerchen zwischendurch verbinden.

Falsche Vorstellungen vom Schlaf

Schlaf ist eine der Säulen der Gesundheit. Allerdings kann man daraus nicht ableiten, daß man um so gesünder ist, je mehr man schläft. Ebenso dumm ist es zu glauben, daß man um so mehr Muskeln entwickelt, je mehr man ißt. Eine gesunde, ausgewogene Ernährung ist nicht eine Frage der Menge, sondern der Qualität der Nahrungsmittel und deren richtiger Zusammensetzung. Ebenso verhält es sich mit dem Schlaf. Wichtiger noch als die Dauer des Schlafs ist seine Qualität, die zeitliche Aufteilung und die Tatsache, daß man sich ihn in dem Augenblick gönnt, in dem ihn der Körper benötigt.

Lange Zeit haben die Wissenschaftler geglaubt, der nächtliche Schlaf sei erholsamer als der Mittagsschlaf, weil er tiefer und von Traumphasen durchzogen ist. Heute weiß man, daß das nicht so ist. EEG-Aufzeichnungen haben gezeigt, daß man auch während des Mittagsschlafs in Tiefschlaf fallen kann und die Traumphasen sowie die Phasen des paradoxalen Schlafs während des Nickerchens denen des nächtlichen Schlafs sehr ähnlich sind. Man kann also während des Mittagsschlafs, wenn er nur ausreichend lang ist, ebenso wie in der Nacht träumen.[1]

Viele glauben, daß es Menschen gibt, die einen besonderen Hang zum Mittagsschlaf haben, während er für andere keinen Nutzen bringt. Das ist schlichtweg falsch. Zwar stören Wachmacher und eine unnatürliche Lebensweise den Biorhythmus derart, daß man fast glauben möchte, keinen Mittagsschlaf zu benötigen, doch unter natürlichen Bedingungen bräuchten alle Menschen ihren Mittagsschlaf, so wie ihn die Bewohner der Tropen praktizieren und ihn auch die meisten Tiere halten, besonders jene, die dem Menschen in der Evolution am nächsten stehen: große Affen, Primaten und Säugetiere.

Man braucht für einen gesunden Schlaf weder ein Haus auf dem Land noch eine besonders teure Matratze; es reicht aus, auf seinen inneren Biorhythmus zu hören und zum richtigen Zeitpunkt zu schlafen.

Viele Menschen glauben, sie hätten keinerlei Einfluß auf ihre Gesundheit; sie sind der Meinung, Krankheiten seien als Teil ihres Schicksals vorbestimmt. Das ist nicht ganz richtig. Gesundheit und Krankheit sind zu einem kleinen Teil erblich vorprogrammiert, werden aber hauptsächlich durch unsere Lebensweise bestimmt. Einige werden nun widersprechen: »Das mag ja sein, aber was soll ich tun ... die tägliche Arbeit, der Streß ...« Arbeit, Familie, Prüfungen, das Leben in der Stadt – wir sollten endlich aufhören, ständig neue Entschuldigungen zu erfinden, um unsere eigenen Fehler zu vertuschen. Die beiden wichtigsten Faktoren für ein Leben in Gesundheit sind die Ernährung und der Schlaf – und darauf hat der einzelne sehr wohl Einfluß.

---

[1] Nach D. J. Kupfer u. a., Universität Pittsburgh/USA, »REM sleep, naps and depresse«, *Psychiatr Research*, 1981, 5/2, S. 195–203

Der Mittagsschlaf ist wichtig

»Es gibt keinen Schmerz, den der Schlaf
nicht besiegen könnte.«

Honoré de Balzac (1799–1850)

Den Mittagsschlaf wiederentdecken bedeutet, sich selbst wiederzuentdecken und neu geboren zu werden. Der Mittagsschlaf dient vielen Zwecken, doch ist er um so unverzichtbarer, als wir uns heute durch den Streß, das Leben in den großen Städten, ständige Arbeitsüberlastung und ungesunde Ernährung von einem natürlichen Leben weit entfernt haben. Der moderne Mensch raucht, ernährt sich von Nahrungsmitteln, die mit ihrer Grundform nicht mehr viel gemeinsam haben, und gönnt sich keine Ruhe mehr – deshalb ist er unglücklich und oft auch krank. In einer Welt, in der alles künstlich ist, müssen wir elementare Dinge wie den Mittagsschlaf erst wieder entdecken und erlernen.

Die Menschheit hat sich schon so weit von ihren Ursprüngen entfernt, daß sie die einfachen Dinge, die für ihr Glück unverzichtbar sind, lange verlernt hat: essen, was die Natur gibt, Mittagsschlaf halten... und vieles mehr. Der gehetzte Mensch weiß nicht einmal mehr, wann und wie er schlafen soll. Sein Verhalten wird ihm nicht mehr von seinen Instinkten vorgegeben, sondern von den ständig wechselnden Moden, dem Fernsehen, seinen Freunden. Er ist entpersonalisiert, degeneriert zu einem Hampelmann, der nicht einmal mehr in der Lage ist, seine fundamentalen Bedürfnisse zu befriedigen. Er ist nicht mehr glücklich. Der Mensch, der abends zu Bett geht, ist nur noch ein Bündel Probleme; er weiß weder, woher er kommt, noch, wohin er geht.

Der Mittagsschlaf im Vergleich zu anderen Vorbeugungsmaßnahmen

Was ist angenehmer: Mittagsschlaf halten oder seine komplette Ernährung umstellen? Es wird wohl jeder zustimmen, daß das süße Nichtstun des Mittagsschlafs sehr viel bequemer ist als die andere Alternative. Der Mittagsschlaf ist auch wesentlich angenehmer, als sich das Rauchen abzugewöhnen. Von allen Maßnahmen, die dem Schutz der Gesundheit dienen, ist der Mittagsschlaf wohl die angenehmste.

Ein Mensch kann ohne Nahrung bis zu vierzig Tage überleben, aber er kann nicht vierzig Tage ohne Schlaf auskommen. Schlafen ist für unsere Gesundheit ebenso wichtig – wenn nicht sogar wichtiger – als Essen. Laborversuche haben ergeben, daß ein Mensch, der eine Woche lang nicht schläft, dem Wahnsinn nahe ist. Obgleich beide Aspekte wichtig sind und unsere volle Aufmerksamkeit verdienen, kann man doch sagen, daß ein gesunder Schlaf wichtiger als gesunde Ernährung ist. Es gibt zahllose Bücher über gesunde Ernährung, in jedem Krankenhaus findet man Diätassistentinnen. Wo aber sind die Kurse für gesunden Schlaf? Seit wann wird einem im Krankenhaus beigebracht, wie man gesund schläft? Immerhin werden ja schon Entspannungstechniken unterrichtet – doch wie steht es mit der Kunst des Mittagsschlafs?

Mit weniger Schlaf auskommen – so geht's

»Der Mythos der acht Stunden Schlaf pro Nacht ist absurd ...
was zählt, ist nicht die Quantität des Schlafs,
sondern seine Qualität.«

Professor Daniel Courtz
(Leiter der Abteilung für Schlafforschung, Straßburg)

Totaler Schlafentzug führt schnell zu Wahnsinn und Tod. Eine Reduzierung der täglichen Schlafdauer hingegen ist in einem gewissen Rahmen ohne weiteres möglich, wenn man den Schlaf in andere Portionen als die üblichen aufteilt. Manche Menschen schlafen in »Scheibchen« von jeweils einer Viertelstunde. Die Vorstellung von täglich acht Stunden Schlaf ist vollkommen überholt; man sollte sie aus den Köpfen der Menschen verbannen. Ein nächtlicher Schlaf von fünf Stunden ist für einen Erwachsenen durchaus ausreichend – unter der Voraussetzung allerdings, daß er, dem Vorbild Winston Churchills und Jacques Chiracs folgend, tagsüber ein bis zwei Nickerchen hält.

Wir erlernen heutzutage weder den Schlaf noch den richtigen Umgang mit unseren Kräften. Wir leben in einer Welt, die unseren Bedürfnissen nicht mehr Rechnung trägt, in der die Fallen zahlreich sind. Ergebnis: Nur die ganz Schlauen überleben. Die anderen tappen in die Falle der Aufputschmittel, geraten in den Teufelskreis von Streß und Depression.

Psychotherapie, Psychoanalyse, Tranquilizer, Schlafmittel – für viel Geld bietet man uns Glück und Entspannung. Diese Therapien haben in vielen Fällen ganz sicher ihre Berechtigung, aber immer auch ihre Grenzen. Begehen wir nicht schon einen Fehler, wenn wir bloß die Hoffnung hegen, Glück und Gesundheit seien käuflich?

Die Antworten auf die großen metaphysischen Fragen können wir nur in uns selbst finden, und auch die wahre Gesundheit ist mit Geld nicht aufzuwiegen; sie liegt im Bereich der

Vorbeugung und in einer natürlichen und gesunden Lebensweise. Der Mittagsschlaf ist eine dieser Vorbeugungsmaßnahmen, die zum Nulltarif erhältlich sind. Spricht deshalb niemand darüber? Es ist erwiesenermaßen sehr schwer, eine Werbekampagne für eine »Ware« zu starten, die man nicht verkaufen kann. Hoffen wir trotzdem, daß der Schlaf auch weiterhin kostenlos zu haben ist – in einer Gesellschaft voller Reglementierungen, in der alles seinen Preis hat: die Fortbewegung, das Essen, das Urinieren. Werden wir bald auch für den Mittagsschlaf bezahlen müssen? Vielleicht erfindet ein besonders schlauer Kopf ja eines Tages eine Art Mittagsschlaftherapie – Schlafkuren gibt es ja immerhin schon seit einiger Zeit. Aber die Waffe gegen den Streß, gegen Depressionen und Schlafstörungen finden wir an einem anderen Ort als bei den Wachmachern und Schlafmitteln: in uns selbst.

Der Mittagsschlaf als Allheilmittel?

Guter Schlaf und regelmäßiger Mittagsschlaf verbessern den allgemeinen Gesundheitszustand und dienen darüber hinaus sogar als Quelle von Gesundheit, Schönheit und langem Leben. Taub, ein angelsächsischer Forscher, hat bewiesen, daß der Mittagsschlaf auch das Erinnerungsvermögen, die psychomotorische Koordination und das Gefühl des Wohlbefindens steigert. Er hat außerdem die Auswirkung des Mittagsschlafs bei Studenten untersucht und festgestellt, daß ein Nickerchen den Gemütszustand und die Prüfungsergebnisse verbessert; er bestätigte meine eigene Erfahrung, die ich vor den Aufnahmeprüfungen zur Universität gemacht hatte: Man arbeitet nach einigen Augenblicken der Entspannung besser als mit einer Tasse Kaffee.

Schlechter Schlaf, fehlende Erholung und eine ungesunde Lebensweise fördern Depressionen, Bluthochdruck, Erschöpfungszustände, vorzeitige Alterung, sexuelle Impotenz, geistigen Abbau und zahlreiche andere Gesundheitsstörungen.

Der Mittagsschlaf hingegen bringt Ausgeglichenheit, verhilft zu einem freundlichen Wesen, fördert die Gesundheit und stärkt das Gedächtnis. Er steigert die Arbeitsleistung und das Gefühl von Wohlbefinden und Glück. Ein Nickerchen hebt die Laune – sowohl bei Menschen, die den Mittagsschlaf regelmäßig halten, als auch bei jenen, die ihn sich nur ab und zu gönnen. Sowohl Anfänger als auch Meister des Mittagsschlafs sind vor dem Nickerchen gleich![1]

Der Mittagsschlaf ist also (fast!) ein Allheilmittel. Ein Tag ohne Mittagsschlaf ist wie ein Tag ohne Sonne!

---

[1] Nach Suzanne R. Daiss u. a., Texas A&M University, »Napping versus resting: effects on performance and mood«, *Psychophysiology*, 1986, 23/1, S. 82–88

IV. Der Mittagsschlaf – Quelle der Kreativität

»Die Zukunft interessiert mich,
denn dort werde ich die
nächsten Jahre verbringen.«

*Graffiti auf dem Campus
der Universität Berkeley*

Der Mittagsschlaf setzt unseren inneren Genius frei

»Er (der Mittagsschlaf) ist ein Weg,
den man in einem völlig unbekannten Land wählen muß,
in dem jeder seine eigene Entdeckung macht.«

André Gide (1869–1951)

Nach Professor William James, einem großen Psychologen, der zu Beginn unseres Jahrhunderts an der Universität Harvard lehrte, »nutzen wir nur einen geringen Teil unserer mentalen und physischen Ressourcen. Das menschliche Wesen lebt weit unter seinen Möglichkeiten. Es verfügt über verschiedene Arten von Kräften, die es zu nutzen verlernt hat«. Schon die Griechen ließen ähnliches verlauten: »In uns ist mehr«, konnte man in der Antike über dem Portal des Apollontempels, Sitz des Orakels von Delphi, lesen. Wir sind also weitaus genialer, als wir es uns träumen lassen. Aber wie sollen wir bloß diesen verborgenen Genius, der tief in unserem Innern schlummert, an die Oberfläche locken? Während des Tages ist die Tätigkeit des Gehirns in erster Linie mit der Realität beschäftigt, mit all dem, was um uns herum geschieht.

Während des Schlafs hingegen schweift die Phantasie, was für denjenigen, der damit umzugehen weiß, eine außergewöhnlich reiche Quelle der Kreativität ist. Im Schlaf, auch während des Mittagsschlafs, verläßt unser Gehirn die gewöhnlichen Pfade; anstatt die von außen über die Sinnesorgane aufgenommenen Informationen zu verarbeiten, führt das Gehirn interne Umstrukturierungen durch. Diesen Vorgängen entspringen neue Ideen und Träume.

Die Mythologie liefert zu jeder Epoche eine Fülle von Beispielen, die das kreative Potential unseres Gehirns während des Schlafs eindrucksvoll illustrieren. In diesem Zustand hat Gott laut Bibel Eva, die erste Frau, aus einer Rippe Adams geschaffen.

Für Freud drücken Träume unsere geheimsten Wünsche aus, die in der Realität niemals wahr werden können und die uns deshalb als Wunschvorstellungen im Traum erscheinen. Die Phantasie erlaubt uns auch die Befreiung von alltäglichen Zwängen. Schlaf hat so betrachtet die Aufgabe, innere Spannungen zu lösen und uns zu helfen, die täglichen Sorgen besser zu ertragen. Schlaf und auch der Mittagsschlaf erlauben es dem Geist, sich für eine gewisse Zeit zu lösen, frei zu schweben. In unserem Innern ist alles möglich.

La Fontaine, der große französische Fabeldichter und Träumer des 16. Jahrhunderts, drückte es so aus: »Es gibt nichts Zarteres: Ein schmeichelhafter Irrtum entführt unsere Seelen; alle Güter dieser Welt sind unser, alle Ehren, alle Frauen.« All das, was wir in der Wirklichkeit nicht besitzen oder tun, ist in der Vorstellung und im Traum möglich.

Darüber hinaus können einem im Traum viele Ideen in den Sinn kommen, die sich im wachen Zustand gar nicht einstellen würden; denn im Traum – gleichgültig, ob nächtlicher Schlaf oder Mittagsschlaf – funktioniert das Gehirn anders; die Phantasie kennt im Schlaf keine Grenzen; der Geist ist nicht länger ein Gefangener bestimmter Denkschemata; das Unterbewußtsein unterliegt keiner Zensur. Wir können im Traum also ganz unerwarteten, originellen Lösungen für unsere Probleme begegnen. Aus diesem Grund sollte man wichtige Entscheidungen oder große Probleme eine Nacht überschlafen.

Die großen Mittagsschläfer

Alle kennen den wohl berühmtesten Mittagsschläfer der Geschichte: Isaac Newton, den während des Nickerchens, zu dem er sich unter einen Apfelbaum gelegt hatte, ein herabfallender Apfel unsanft aus dem Schlaf riß; so entdeckte er das Gesetz der Schwerkraft. Napoléon Bonaparte, Thomas Alva Edison, Victor Hugo, Kekulé von Stradonitz, Benjamin Franklin und viele andere Große dieser Welt waren glühende Anhänger des Mittagsschlafs. Sie schliefen nachts nur wenig – ungefähr fünf Stunden, einige sogar noch weniger – und gönnten sich dafür tagsüber ein Nickerchen.

Der Schlaf des Archimedes in seiner Badewanne ist schon Legende; immerhin hat er dabei das berühmte Archimedische Prinzip entdeckt, das besagt, daß ein in eine Flüssigkeit gebrachter Körper Auftrieb gewinnt und scheinbar so viel an Gewicht verliert, wie die von ihm verdrängte Flüssigkeitsmenge wiegt. Dieser Gedanke kam Archimedes während eines Nickerchens... in der Badewanne. Archimedes ist außerdem der Entdecker des Hebelprinzips; auch diese Idee kam ihm im Schlaf – als er träumte, von einem Hebel emporgehoben zu werden.

Auch die Mittagsschläfchen Napoléons sind berühmt. Der große Feldherr, der nachts nur sehr wenig schlief, hätte um nichts in der Welt auf seinen Mittagsschlaf verzichtet, dem er seine unvergleichliche Energie verdankte, mit deren Hilfe er seine Truppen kommandieren und ein Imperium errichten konnte. Napoléon ging zwischen zweiundzwanzig Uhr und Mitternacht zu Bett, schlief bis gegen zwei Uhr morgens, stand auf und arbeitete bis fünf Uhr morgens, legte sich anschließend nochmals zwei Stunden nieder, um dann um sieben Uhr den Tag zu beginnen. Er schlief also höchstens vier bis sechs Stunden pro Nacht, aber hielt dafür jeden Nachmittag ein Nickerchen. »Ich mache meine Pläne mit den Träumen der schlafenden Soldaten«, pflegte er zu sagen. In Wirklichkeit jedoch schmiedete er während seines eigenen Schlafs seine Schlachtpläne.

Ein weiterer berühmter Mittagsschläfer, der mit wenig nächtlichem Schlaf auskam, war Winston Churchill. Selbst als der Zweite Weltkrieg auf seinem Höhepunkt angelangt war, machte der damalige britische Premierminister täglich seinen Mittagsschlaf. Seine Mitarbeiter und vor allem auch die hohen Militärs respektierten, daß Churchill in dieser Zeit nicht ansprechbar war; sie glaubten, daß der Mittagsschlaf des Premierministers zum Gewinn des Krieges und zum Wohl des ganzen Landes beitragen würde. Churchill erwachte vollkommen ausgeruht und traf nach seinem Nickerchen immer genau die richtigen Entscheidungen. Die Zeit, die er tagsüber mit dem Schläfchen verlor, glich er in der folgenden Nacht wieder aus, denn er arbeitete gewöhnlich bis gegen drei oder vier Uhr morgens und stand um acht Uhr frisch und munter auf.

Auch heute gibt es genügend Politiker, die nachts nur sehr wenige Stunden schlafen, aber dafür regelmäßig einen Mittagsschlaf halten. Die Anhänger des Mittagsschlafs findet man im gesamten politischen Spektrum. Von den Konservativen in England ist die ehemalige britische Premierministerin Margaret Thatcher zu nennen. Der französische Sozialist Jacques Attali, Berater des Staatspräsidenten, gehört ebenfalls zu den Mittagsschläfern. Der Pariser Bürgermeister, Ex-Premierminister Frankreichs und Vorsitzender der konservativen Partei RPR, Jacques Chirac, hat den Ruf, im wahrsten Sinne des Wortes »unermüdlich« zu sein; er schläft nachts nur ein paar Stunden. Manchmal betritt er nach einem anstrengenden Arbeitstag unterwegs erst gegen Mitternacht das Pariser Rathaus und arbeitet bis in die frühen Morgenstunden. Was ist das Geheimnis einer solch außergewöhnlichen Leistungsfähigkeit? Es ist ganz einfach, und Sie kennen es schon: Nahestehende berichten, daß Chirac, sobald er in ein Auto oder ein Flugzeug steigt, die Zeit zum Schlafen nutzt. All die genannten Persönlichkeiten haben eines gemeinsam: Sie sind zu Meistern des Mittagsschlafs geworden und in der Lage, ihren Schlaf zu steuern und sich während des Tages in kürzester Zeit an jedem Ort zu erholen.

Menschen jeder politischen Couleur und aller sozialen Schichten praktizieren den Mittagsschlaf; diese Tatsache beweist, daß das Nickerchen eines der wenigen Themen ist, über das sich die Linke und die Rechte einig sind.

Das Unterbewußtsein – unendliche Quelle der Kreativität

Freud hat gezeigt, daß unsere Psyche aus einem bewußten und einem unterbewußten Teil besteht. Das Unterbewußtsein nimmt weit mehr Raum ein als das Bewußtsein. Während des Mittagsschlafs entspringen dem menschlichen Gehirn viele gute Ideen. Es passiert häufig, daß jemand aus dem Nickerchen erwacht und plötzlich die Lösung für ein Problem gefunden hat. Während des Schlafs werden die Gedanken »abgekoppelt«; nun hat man Zugang zu einem enorm großen Kreativitätspotential, das in unserem Unterbewußtsein schlummert.

Es ist mittlerweile wissenschaftlich erwiesen, daß einem gerade im Halbschlaf, der ja charakteristisch für den Mittagsschlaf ist, viele Bilder und Ideen in den Sinn kommen.[1]

Dieses Phänomen erklärt auch die Tatsache, weshalb viele Entdeckungen und Erfindungen beim Schlafen gemacht wurden; denn das Unterbewußtsein ist, wie zuerst Freud und dann auch C. G. Jung feststellten, eine Quelle für schier unerschöpfliche Informationen. Durch den Mittagsschlaf erhalten wir Zugang zu diesem Wissen, in dem auch schon alle zukünftigen Erfindungen und Entdeckungen gespeichert sind. Nach und nach gelangen diese Ideen an die Oberfläche des Bewußtseins. Der Akt des Erfindens besteht also einfach nur noch darin, sich der Ideen, die schon lange in unserem Unterbewußtsein schlummern, bewußt zu werden und ihnen Ausdruck zu verleihen.

Ein nepalesischer Meister erzählte mir einmal die folgende Geschichte: »Das menschliche Bewußtsein ist wie ein See; man sieht normalerweise nur die Oberfläche. Wollen wir in die verborgenen Winkel vordringen, müssen wir erst einmal

---

[1] Slap, J. W., »On dreaming at sleep onset«, *Psychoanalquart*, 1977, 46/I, S. 71–81

die Oberfläche zur Ruhe bringen; die Oberfläche sind unsere Gedanken, unsere Sorgen, unsere Empfindungen. Die Unterwasserwelt indes entspricht unserem unermeßlich großen inneren Wissen.« Der Meister verdeutlicht auf diese Weise die Wohltaten der Meditation, durch die man – wie auch durch den Mittagsschlaf – Zugang zum inneren Universum erlangen kann.

Wenn Sie vor einem Problem stehen, für das Sie keine Lösung finden, dann zerbrechen Sie sich vor allem nicht den Kopf; das führt zu gar nichts. Machen Sie lieber wie Einstein einen kleinen Mittagsschlaf, und die Lösung wird Ihnen ganz von selbst zufliegen.

Napoleon Hill ist der Erfinder einer bekannten amerikanischen Methode mit dem Motto »Denken Sie sich reich«. Dabei gibt er Geschäftsleuten den folgenden Rat: »Wenn Sie in Ihrer Firma viel Geld verdienen wollen, hören Sie einfach auf zu arbeiten, ziehen Sie Ihre Schuhe aus, legen Sie die Füße auf den Schreibtisch und verscheuchen Sie sämtliche Gedanken aus Ihrem Kopf; auf diese Weise werden Ihnen die besten Ideen zum Reichwerden kommen.«

Viele Erfindungen wurden während eines Nickerchens im Halbschlaf gemacht; hier einige Beispiele:

- die Erfindungen Thomas Alva Edisons; vor allem zu nennen sind die Glühbirne und des Grammophon
- das Penizillin
- der Kugelschreiber von Reynold
- das Atom von Bohr
- die Gesetze der Vererbung von Mendel
- die Entdeckung der ringförmigen Anordnung der Kohlenstoffatome des Benzols durch Kekulé von Stradonitz, auf der die gesamte organische Chemie beruht und dank derer die Herstellung von Plastik möglich wurde.

Natürlich bedeutet die Tatsache, daß viele wichtige Erfindungen im Schlaf gemacht wurden, nicht, daß es ausreicht, sich in die Hängematte zu legen, um den Nobelpreis zu gewinnen. Das wäre nun doch zu einfach. Man kann aber sagen, daß dieselbe Methode, die den genialen Forschern zu ihren Erfindungen verholfen hat, auch für Sie von Nutzen sein kann, um auf Ihrem Gebiet Fortschritte zu machen, neue Erkenntnisse zu gewinnen und bessere Lösungen für Ihre Probleme zu finden.

Das Unterbewußtsein – die Grundlage aller Kreativität und der persönlichen Entwicklung

Es gibt eine Vielzahl von Methoden zur persönlichen Entwicklung, die dazu dienen sollen, besser zu leben, die mentalen Fähigkeiten zu entwickeln und kreativer zu werden. Sophrologie, Entspannungstechniken, die Silva-Mind-Methode, autogenes Training nach Schultz, Meditation, Visualisation, positive Autoaffirmation, Autosuggestion, die Coué-Methode oder Selbsthypnose sind nur einige Beispiele aus dem großen Angebot.

All diese Techniken haben eines gemeinsam: Sie wirken auf das Unterbewußtsein. Um dorthin zu gelangen, muß man sich von der Welt lösen, indem man die Augen schließt und eine geistige Leere schafft, um so die Gehirnströme zu verlangsamen. Der Zugang zum Unterbewußtsein ist der Ausgangspunkt für jede Kreativität. Der Mittagsschlaf ist also die ideale Zeit, um Methoden zur Persönlichkeitsentfaltung anzuwenden, um Intuition und Kreativität zu wecken. Von allen Techniken zur Persönlichkeitsentfaltung und Entwicklung von Kreativität ist der Mittagsschlaf sicher die einfachste und natürlichste. Mittagsschlaf halten bedeutet Selbsthypnose, ohne es zu wissen.

Kreativer durch Mittagsschlaf

Es gibt einige Methoden, die den Mittagsschlaf kreativer gestalten.

1. Schenken Sie den Ideen, die Ihnen während des Nickerchens im Halbschlaf kommen, Aufmerksamkeit. Wenn Sie ihnen nach dem Aufwachen keinerlei Bedeutung beimessen, werden Sie sie schnell wieder vergessen haben.

2. Wiederholen Sie beim Einschlafen den folgenden Satz: »Ich werde gleich ausgezeichnete Ideen haben und mich nach dem Aufwachen daran erinnern.«

3. Gleichzeitig stellen Sie sich beim Einschlafen bildlich vor, wie die Ideen, großen Luftblasen gleich, aus der Tiefe an die Oberfläche eines Sees steigen. Stellen Sie sich vor, daß die Ideen, die da plötzlich auftauchen, ausgezeichnet sind und Ihnen weiterhelfen.

4. Stellen Sie in Ihrem Geist die Weichen für die Richtung, in die Ihre Kreativität gehen soll, etwa so: »Ich suche ein Geburtstagsgeschenk für meine Mutter.« Oder: »Mit welchen Argumenten kann ich bei meinem Chef eine Gehaltserhöhung erreichen.« Seien Sie sich des Erfolgs sicher: »Ich weiß, daß mir dieser Mittagsschlaf die Lösung bringt.«

5. Notieren Sie sofort nach dem Aufwachen die Träume oder Ideen, die Ihnen in den Sinn gekommen sind. Legen Sie also schon vor dem Einschlafen Stift und Papier bereit. Eine Idee, die Sie nicht auf der Stelle festhalten, ist eine verlorene Idee. Schreiben Sie sich wirklich alles auf, auch wenn es Ihnen bedeutungslos erscheint; denn manchmal versteht man erst beim Aufschreiben oder noch später, was es mit dem Traum oder den im Halbschlaf aufgetauchten Gedanken auf sich hat.

Wie man beim Mittagsschlaf schwierige Probleme löst

Der Mittagsschlaf ist der ideale Zeitpunkt, um schwierige Probleme zu lösen – ob es sich nun um die Lösung einer komplizierten mathematischen Gleichung, um die Berufswahl, um die Entscheidung, mit dem Rauchen aufzuhören, oder das Erlernen einer Fremdsprache handelt. Welchem Problem Sie auch immer gegenüberstehen, es gibt mindestens eine Lösung – nämlich die, die letztlich realisiert wird. Jedes praktische Problem hat also wenigstens eine Lösung, aber manche Lösungen sind nun eben einmal besser als andere.

Der Mittagsschlaf kann Ihnen dabei helfen, sich für die beste der möglichen Lösungen zu entscheiden. Dazu muß man sich vor dem Einschlafen nur innerlich den folgenden Satz einprägen: »Ich weiß, daß es noch eine bessere Lösung gibt. Und die werde ich während dieses Mittagsschlafs in Form von Bildern oder Ideen finden; ich werde mich nach dem Aufwachen daran erinnern können. Und die Lösung wird so einfach sein, daß ich erstaunt bin, nicht schon früher darauf gekommen zu sein.«

Auf diese Weise werden Sie viele neue Gedanken haben. Und wenn ein Lösungsvorschlag aus dem Unterbewußtsein Ihnen einmal nicht zusagt, dann machen Sie bei Ihrem nächsten Mittagsschlaf einen neuen Versuch.

So finden Sie früher oder später die bestmöglichen Lösungen für all die Probleme, die Sie beschäftigen.

V. Der Mittagsschlaf –
Quelle der Leistungskraft

Die Henne und das Ei

»Was war zuerst da: die Henne oder das Ei?
Und wie ist das beim Schlafen und Wachen?
Welcher Zustand unterbricht den anderen?
Ist das Einschlafen ein aktiver Vorgang oder nur
eine Unterbrechung des wachen Zustands?«

Nathaniel Kleitmann[1]

---

[1] *Sleep and Wakefulness*, The University of Chicago Press, Chicago 1963, S. 363

Viele Menschen glauben – vollkommen zu Unrecht –, Schlaf sei reine Zeitverschwendung. Im folgenden werden wir jedoch sehen, daß die Zeit, in der man Mittagsschlaf hält, keineswegs verloren ist, sondern vielmehr sechsfachen Nutzen bringt: durch das Schlafvergnügen selbst, durch das Wohlbefinden, das man danach verspürt, durch die Leistungsfähigkeit während des ganzen Tages, durch die Reduzierung des nächtlichen Schlafs, durch Gesundheit und ein langes Leben. Der Mittagsschlaf hat nichts mit dem alten Vorurteil vom Faulenzertum gemein, mit dem er oft in Zusammenhang gebracht wird. Er wird ganz im Gegenteil als unvergleichliche Quelle der Leistungskraft genutzt und kann unsere Produktivität sowohl im privaten wie im beruflichen Bereich enorm steigern. Das gilt auch auf der Ebene von Unternehmen und sogar ganzer Volkswirtschaften. Ein überzeugter Anhänger des Mittagsschlafs ist auch ein leistungsfähiger Arbeitnehmer.

Es ist bewiesen: Der Mittagsschlaf steigert die Leistungsfähigkeit

Der Mittagsschlaf bringt neue Energien und Leistungskraft. Nach D. F. Dinges von der Universität Pennsylvania, der diesbezüglich verschiedene Versuche durchgeführt hat, schneiden Mittagsschläfer in Leistungstests wesentlicher besser ab und treffen häufiger und leichter die richtigen Entscheidungen.

Zahlreiche andere Studien haben ergeben, daß der Mittagsschlaf sowohl bei Studenten als auch bei Fabrikarbeitern, Maschinenführern, Büroangestellten und Managern die Leistungsfähigkeit steigert. Unsere Aufmerksamkeit und damit unsere Leistungsfähigkeit schwanken im Lauf des Tages. Am frühen Nachmittag ist der Tiefstand erreicht; die Effektivität der Arbeitsleistung sinkt zu dem Zeitpunkt, zu dem der Körper den Mittagsschlaf braucht. Es ist also ratsam, die Arbeit zu unterbrechen, für einen Moment abzuschalten, um wenig später ausgeruht und mit neuer Energie ans Werk zu gehen.

Nach Taub sorgt ein Mittagsschlaf bei Schülern und Studenten für gute Laune und steigert ihre Leistungsfähigkeit.

Darüber hinaus verbessert das Nickerchen zwischendurch die Reflexe, erhöht die Vitalität und das Wohlbefinden. Das hat für Unternehmen zwei positive Auswirkungen: Zum einen bewirken sie eine Steigerung des Arbeitstempos, zum anderen sinkt die Gefahr von Arbeitsunfällen.

Das größere Wohlbefinden, das Mittagsschläfer nach dem Nickerchen verspüren, sorgt für bessere zwischenmenschliche Beziehungen, was sich positiv auf das Arbeitsklima und die Kommunikation außerhalb des Betriebes auswirkt. Bis 1987 habe ich als Ingenieur bei dem staatlichen französischen Elektrizitätswerk EDF (Electricité de France) gearbeitet. Einer meiner Kollegen stellte ein ständiges Ärgernis dar. Permanent verkündete er seine chronische Unzufriedenheit, worunter das Betriebsklima erheblich litt. Der Kollege hatte die Angewohnheit, die Nächte in Diskotheken zu verbringen, ging erst im Morgengrauen zu Bett und machte noch nicht einmal einen Mittagsschlaf, um sich von den nächtlichen Strapazen zu erholen. Statt dessen hielt er sich mit Unmengen von Zigaretten und Kaffee wach. Er war ein Nervenbündel und sicherlich kein glücklicher Mensch; seine Arbeit ließ sehr zu wünschen übrig. Die Kollegen wagten kaum, ihn anzusprechen, da sie ständig einen Wutausbruch befürchteten. Welchen Eindruck hätte der Mann wohl auf uns gemacht, wenn sein nächtlicher Schlaf ausreichend gewesen wäre oder er sich wenigstens tagsüber eine oder zwei Erholungspausen gegönnt hätte? Ein Tier, das satt ist und ausreichend geschlafen hat, hat keinen Grund, gereizt auf seine Umwelt zu reagieren. Werden umgekehrt die Grundbedürfnisse nicht befriedigt, reicht dies schon aus, ein ursprünglich friedliches Tier unberechenbar und bösartig werden zu lassen. Ebenso verhält es sich in Unternehmen: In einer Firma ist nur dann harmonisches Miteinander möglich, wenn die Angestellten zufrieden sind, wenn sie ausreichend Schlaf haben und mit sich selbst im Einklang sind. Gut ausgeruhte, gesunde Mitarbeiter, die sich wohl in ihrer Haut fühlen, sind eine unabdingbare – aber sicher nicht die einzige – Voraussetzung für gute und effektive Arbeit. Es liegt auf der Hand, daß ausgeruhte, entspannte Menschen liebenswerter und auch leistungsfähiger sind. Ohne behaupten zu wollen, der Mittagsschlaf sei ein Wundermittel, kann man aber doch sagen, daß zufriedene, ausgeruhte, entspannte Mitarbeiter zum Erfolg des Unternehmens beitragen.

In einem anderen Zusammenhang wurden die Auswirkungen des Mittagsschlafs ebenfalls untersucht, mit noch verblüffenderen Ergebnissen: bei der Nachtarbeit. Menschen, die in der Nacht arbeiten, wie etwa Wachpersonal, Lokführer oder Piloten, sind hinsichtlich ihres Schlafrhythmus harten Bedingungen ausgesetzt. Sie müssen genau umgekehrt »funktionieren« wie alle anderen Menschen; sie arbeiten nachts und schlafen am Tag, wobei sich die Arbeitszeiten bei der Schichtarbeit noch zusätzlich verschieben. Die Untersuchungen, die der Brite Rogers und seine Kollegen bei dem Royal Air Force Institute of Aviation Medicine durchführten, haben gezeigt, daß bei Nachtarbeitern ein einstündiges Nickerchen direkt vor Arbeitsbeginn die Produktivität steigert. Der Effekt dieses Schläfchens ist wesentlich höher als die Auswirkung eines verabreichten Plazebo-Wachmacher-Medikaments. Eine andere Studie, die von Mikko Härmä und seinen Mitarbeitern an der Universität Karlsruhe durchgeführt wurde, zeigte, daß in der Industrie tätige Nachtarbeiter durch den Mittagsschlaf weniger anfällig für Müdigkeit und wesentlich aufmerksamer als jene sind, die nicht regelmäßig Mittagsschlaf halten.

Lieber effektiv als viel arbeiten

In unserer funktionalisierten, reglementierten Welt bemißt man die Arbeit, für die wir bezahlt werden, nach der Zeit; man bekommt ein monatliches Gehalt oder einen Stundenlohn. Viele Firmenchefs wissen jedoch, daß der Wert der Arbeit sich nicht nach der Stundenzahl richten sollte, sondern vielmehr nach der erbrachten Leistung. Manche Menschen arbeiten zügig und gut und sind ausgesprochen produktiv, während andere zwar viele Stunden hinter ihrem Schreibtisch verbringen, aber bei weitem nicht so effektiv sind, weil sie zu langsam arbeiten oder die Qualität ihrer Arbeit zu wünschen übrig läßt. Wieder andere erbringen sogar eine Negativleistung, indem sie die falschen Entscheidungen treffen oder ihre Kollegen von der Arbeit abhalten. Ein einfaches Rechenbeispiel zeigt, daß ein zwanzigminütiger Mittagsschlaf bei einem achtstündigen Arbeitstag die Leistungsfähigkeit des Angestellten um zwanzig Prozent steigert, was in Zeit ausgedrückt anderthalb Stunden entspricht. Ein Nickerchen von zwanzig Minuten kann also einen fünffachen Gewinn der für den Schlaf benötigten Zeit erbringen, und das noch unmittelbar am selben Tag. Der Mittagsschlaf kann für Unternehmen also eine durchaus rentable Angelegenheit sein, selbst wenn er während der Arbeitszeit stattfindet. Japanische Firmen haben dies bereits erkannt und stellen ihren Angestellten im Unternehmen spezielle Ruheräume zur Verfügung.

Wie man mit dem Mittagsschlaf Zeit gewinnt

Dieselbe Rechnung zeigt, daß man mit einem täglichen Mittagsschlaf von nur zwanzig Minuten pro Woche einen ganzen Arbeitstag gewinnt. Welcher Firmenchef könnte etwas dagegen haben, daß seine Angestellten gutgelaunt an die Arbeit gehen und außerdem für dasselbe Gehalt einen Tag mehr pro

Woche arbeiten? Und das ist ganz einfach zu haben: ein zwanzigminütiger Mittagsschlaf pro Tag reicht schon aus.

Aber, so könnte man einwenden, profitiert denn nicht nur der Arbeitgeber, wenn der Mittagsschlaf außerhalb der Arbeitszeit, etwa in der regulären Mittagspause, gehalten wird? Nein, der Arbeitnehmer profitiert ebenso von dem Nickerchen zwischendurch, denn mit einem täglichen Mittagsschlaf von nur zwanzig Minuten kann man den nächtlichen Schlaf um einen Schlafzyklus, der, wie wir ja bereits gesehen haben, etwa neunzig Minuten dauert, verkürzen. Wenn Sie den Mittagsschlaf also außerhalb der Arbeitszeit halten, gewinnt Ihr Arbeitgeber kostenlos neunzig Minuten Arbeitsleistung, und Sie gewinnen durch die Ersparnis an nächtlichem Schlaf ebenfalls neunzig Minuten dazu, die Sie als Freizeit nutzen können. Und was könnte man mit einer zusätzlichen Stunde Freizeit pro Tag nicht alles anfangen: Man könnte Sport treiben, ein Buch lesen, basteln, sich sozial engagieren oder irgendeinem Hobby nachgehen, das bisher mangels Zeit zu kurz gekommen ist. Dem Mittagsschlaf und einer gesunden Lebensweise verdanken wir in den meisten Fällen, besonders dann, wenn ein Mensch sehr viel Schlaf braucht, einen merklichen Zeitgewinn durch Schlafersparnis. Sowohl der Mittagsschläfer als auch sein Arbeitgeber werden von dem Nickerchen zwischendurch und einer besseren Aufteilung des Schlafs profitieren.

Amerikanische und japanische Unternehmen unterstützen den Mittagsschlaf

Werfen wir einmal einen Blick nach Japan: Viele japanische Firmen haben bereits Ruheräume eingerichtet, in denen die Angestellten während der Pausen schlafen können. Diese Einrichtung scheint ihre Leistungsfähigkeit nicht zu beeinträchtigen, ganz im Gegenteil!

Auch in Europa sind einige Unternehmen im Kommunikations- und Computerbereich diesbezüglich auf dem neuesten Stand. Viele Firmen (etwa IBM, große Erdölunternehmen und Elektrokonzerne) bieten ihren Mitarbeitern Yoga- oder Entspannungskurse. Apple, die Computerfirma, die den Macintosh-Computer herstellt, ist sowohl im Bereich der Mikroinformatik als auch bezüglich des Mittagsschlafs ein innovatives Unternehmen, denn die französische Niederlassung stellt seit 1990 ihren Mitarbeitern einen Ruheraum mit Liegen zum Entspannen zur Verfügung. Der Verantwortliche für das Personalwesen und die innerbetriebliche Kommunikation äußerte sich zufrieden: »Wenn die Angestellten sich nur eine Viertelstunde ausruhen, haben sie genug Energie für den ganzen Nachmittag.«

Wie wir gesehen haben, ist der Mittagsschlaf für Unternehmen durchaus rentabel; deshalb sollte Angestellten, die das Bedürfnis danach verspüren, allerorten die Gelegenheit zum Nickerchen zwischendurch gegeben werden. Der Erfolg würde sich sicherlich schnell einstellen. Man sollte allerdings nicht den Fehler begehen, den Mittagsschlaf zu einer obligatorischen Veranstaltung zu machen; schon deshalb nicht, weil er vom Instinkt gelenkt wird. Man kann niemanden zum Schlaf zwingen, wenn er kein Bedürfnis danach verspürt.

Heutzutage ist es jedoch den meisten Angestellten leider nicht möglich, sich ein Mittagsschläfchen zu gönnen – sei es, weil der geeignete Ort oder die notwendige Zeit fehlen. Man sollte den Angestellten den Mittagsschlaf aber auch nicht pauschal verordnen, sondern ihnen vielmehr die geeigneten Einrichtungen, wie einen mit Liegen ausgestatteten Ruheraum, zur Verfügung stellen und jeden Mitarbeiter selbst entscheiden lassen, wann, wie und wie lange er Pause machen möchte. Man könnte zudem eine Anwesenheitspflicht am Arbeitsplatz einführen – etwa von 9 Uhr 30 bis 12 Uhr und von 14 Uhr 30 bis 17 Uhr –, um das reibungslose Funktionieren der Arbeitsabläufe sicherzustellen. Dieses System der gleitenden Arbeitszeit mit festen Kernzeiten ist in den meisten Betrieben längst gang und gäbe. Zu dieser Errungenschaft können wir uns nur gratulieren. Dank der Stechkarten können die Arbeitnehmer innerhalb eines bestimmten Rahmens ihre Arbeitszeit – je nach Freizeitaktivitäten, sonstigen Verpflichtungen, Arbeitszeit des Partners, günstigen Verkehrszeiten und täglichem Nickerchen – selbst einteilen. Ein solches System ist exakt, flexibel und gerecht und trägt sowohl den Wünschen der Arbeitnehmer als auch denen der Arbeitgeber Rechnung.

Trotzdem muß noch einiges getan werden, um dem Mittagsschlaf in den Firmen und der Öffentlichkeit zu einem besseren und angemessenen Image zu verhelfen.

Der Mittagsschlaf: eine lohnende Investition

Wenn man heute über den Mittagsschlaf redet, so hört man immer wieder, wie erholsam er sei, daß man ihn eigentlich viel öfter halten solle und daß es sich um eine alte, liebenswerte Tradition handle, die wir unseren Großeltern verdanken. All diese Aussagen stimmen zwar, doch ist das noch lange nicht alles. Das Bild, das wir vom Mittagsschlaf haben, wird sich in nicht allzu ferner Zukunft grundlegend ändern, dann nämlich, wenn wir das Nickerchen mit Adjektiven wie »lohnend« oder »rentabel« verbinden.

Der Mittagsschlaf ist in der Tat eine überaus lohnende Investition. Welche Geldanlageformen erwirtschaften schon in einem Tag das Achtfache des Einsatzes (viermal soviel Leistungskraft und viermal soviel Zeitgewinn durch Ersparnis beim nächtlichen Schlaf, wie wir oben schon ausgeführt haben)? Und in dieser Rentabilitätsrechnung ist weder das Vergnügen und Wohlbefinden berücksichtigt, das der Schlafende aus dem Nickerchen zieht, noch die Gesundheit. Eine Investition ohne jedes Risiko! Gewiß hätten viele Banker gerne eine solche Anlageform in ihrem Angebot! Aber wir selbst sind die Hüter und Verwalter unseres Lebens und unserer Gesundheit – diese Aufgabe kann uns niemand abnehmen; es liegt bei uns selbst, den Verfall des Kapitals »Gesundheit« in Grenzen zu halten und Lebensfreude und Wohlbefinden zu optimieren. Der Mittagsschlaf kann uns dabei helfen.

Das Nickerchen ist unter diesem Gesichtspunkt betrachtet also nicht nur in wissenschaftlicher Hinsicht wünschenswert.

Was für die Arbeit wirklich zählt, ist nicht die Anzahl der täglich abgeleisteten Stunden, sondern vielmehr die Form, in der man sich die tägliche Arbeit und seine Zeit organisiert. Ebenso ist für die Gesundheit weder die Anzahl der Schlafstunden noch die Nahrungsmenge erheblich, sondern die Art und Weise, wie man mit dem Schlaf und der Ernährung umgeht.

Je hektischer die Welt um uns herum wird, je größer der Wettbewerb, desto wichtiger ist es zu wissen, wie man sich schnell und gut erholen kann.

Der Mittagsschlaf sorgt für Optimismus und gute Laune

»Asynchronismus, also das Ungleichgewicht
zwischen innerem und äußerem Rhythmus, ist eine
der Ursachen psychologischer Probleme.«

Gabriel Racle

Die positiven Auswirkungen des Mittagsschlafs wurden schon im 16. Jahrhundert von dem französischen Dichter Pierre de Ronsard (1524–1585) gepriesen. Das Nickerchen ist tatsächlich ein Abschalten von den alltäglichen Sorgen und Mühen; es löst zwar keine Probleme, relativiert sie aber häufig. So findet beispielsweise ein Arbeitsloser im Schlaf sicherlich keinen neuen Arbeitsplatz, aber vielleicht sieht er nach dem erholsamen Schlaf die Dinge ja aus einem anderen Blickwinkel; was ihm vorher wie eine unüberwindbare Schwierigkeit erschien, hat nach dem Nickerchen vielleicht auch eine gute Seite; ein altes chinesisches Sprichwort drückt es so aus: »Es gibt keine Schwierigkeiten, es gibt nur Lösungen.« So könnte unser Arbeitsloser mit einem täglichen Mittagsschlaf zu einem gutgelaunten, ausgeglichenen Menschen werden und mit diesen positiven Eigenschaften schneller und einfacher wieder Arbeit finden. Vielleicht kommen ihm im Schlaf aber auch Ideen, auf welche Weise er einen neuen Arbeitsplatz finden könnte. Und selbst wenn er mit Hilfe des Mittagsschlafs keinen Job findet, so hat er doch die Zeit seiner Arbeitslosigkeit sinnvoll genutzt, ist vielleicht ein glücklicherer, ausgeglichenerer und gesünderer Mensch geworden.

Viele Menschen lassen sich von den alltäglichen Sorgen viel zu leicht erdrücken. Für sie kann der Mittagsschlaf ein Refugium, ein Ort der Stille inmitten der Hektik des Alltags sein. Die Erholung und der Schutz, den der Schlaf bietet, wurden schon immer von den Menschen gepriesen. So war für den französischen Schriftsteller und Philosophen Chamfort (1741–1794) »Leben eine Krankheit, von der uns der Schlaf alle sechzehn Stunden erlöst«. Und in unseren Tagen, kurz vor Beginn des 21. Jahrhunderts, stellt sich bei einem immer hektischer und schnellebiger werdenden Alltag das Problem von Streß und Erholung mit immer größerem Nachdruck als zu den Zeiten Chamforts. So läßt sich der enorme Zulauf, den Yoga- und Entspannungskurse zu verzeichnen haben, erklären. Wenn wir uns erst einmal wieder unseren Wurzeln nähern und unseren blinden Aktivismus aufgegeben haben, wird das Leben keine »Krankheit« mehr sein, sondern in jedem Augenblick eine Freude. Bis dahin jedoch ist der Schlaf zweifellos unsere letzte Rückzugsmöglichkeit; er ist das Elixier, das uns unsere Sorgen vergessen läßt.

Weniger, aber besser schlafen

»Lausius, ein Dichter vergangener Tage, verordnete Erwachsenen und alten Menschen fünf Stunden Schlaf, Händlern und Kaufleuten sechs Stunden, Edelmännern sieben Stunden und den Faulen und Arbeitsscheuen acht Stunden.«

Heinrich Nudow

Die fast sprichwörtlichen acht Stunden Schlaf pro Nacht sind mittlerweile vollkommen überholt und entbehren jeglicher wissenschaftlicher Grundlage. Man kann durchaus viel weniger, aber dafür viel besser schlafen. Es stimmt zwar, daß das individuelle Schlafbedürfnis der Menschen sehr unterschiedlich ist und manche mehr Schlaf als andere brauchen. Genauso wahr ist aber auch, daß die meisten Menschen die Dauer ihres nächtlichen Schlafs um einige Stunden reduzieren könnten. Man kann lernen, seinen Schlaf zu organisieren, wie man das Autofahren lernen kann. Gabriel Racle stellt fest, daß »manche Menschen fünf oder gar nur drei Stunden pro Nacht schlafen und sich dabei nicht schlechter als andere fühlen. Etwa fünf Prozent aller Menschen schlafen pro Nacht weniger als sechs Stunden und fühlen sich wohl. Man kann also durchaus mit wenig Schlaf auskommen. Langes Schlafen ist keineswegs ein Garant für Wohlbefinden; und auch die Art und Weise, wie man einschläft und aufwacht, ist von Bedeutung«.

Es wäre allerdings ein Irrtum zu glauben, man könnte ganz ohne Schlaf leben. Ein Minimum von fünf Stunden Schlaf pro Nacht ist für jeden normalen Menschen notwendig. Ich habe zweimal in meinem Leben Menschen kennengelernt, die behaupteten, seit Jahren ohne jeglichen Schlaf auszukommen. Nach hartnäckigem Hinterfragen stellte sich heraus, daß ihre Aussage falsch war: Die beiden litten unter schwerer Schlaflosigkeit und schliefen tatsächlich sehr wenig (einige Stunden pro Nacht), verbrachten jedoch die ganze Nacht im Bett und dämmerten von Zeit zu Zeit ein, ohne sich dessen bewußt zu sein. Nachdem sie aufgewacht waren, erinnerten sie sich nicht mehr daran, jemals eingeschlafen zu sein. Es gibt kein menschliches Wesen, das ohne Schlaf leben könnte. Wie wir gesehen haben, schlafen manche jedoch in der Tat sehr wenig. Peter Hauri berichtet von einer einundsiebzigjährigen Dame, die pro Nacht nur drei Stunden schlief.[1]

Dies beunruhigte den Ehegatten der alten Dame so sehr, daß er sie zu einer gründlichen ärztlichen Untersuchung drängte. Die Untersuchung ergab, daß die Dame bei bester Gesundheit war. Im Winter betrieb sie Skilanglauf, im Sommer wanderte sie; ihr ging es trotz des wenigen Schlafs ausgezeichnet.

Schlaf ist, entgegen einer verbreiteten Meinung, keine verschwendete Zeit. Er ist ganz im Gegenteil nützlich und unverzichtbar und erfüllt lebenswichtige Funktionen. Wie wir bereits wissen, kann sich das Gehirn während des Schlafs erholen; außerdem laufen im Schlaf wichtige unterbewußte Prozesse ab. In zahlreichen Studien wurden die Auswirkungen von Schlafentzug bei Mensch und Tier untersucht. Diese Frage interessiert vor allem das Militär, das gerne eine »Anti-Schlaf-Pille« hätte, damit die Soldaten mehrere Tage ohne Schlaf einsatzfähig sind. All diese Versuche haben ergeben, daß der Mensch ohne Schlaf nicht lange leben kann. Wir können zwar wochenlang ohne Nahrung auskommen, aber nicht ohne Schlaf. Eine Nacht kann man mühelos ausfallen lassen, aber schon bei der zweiten wird das Schlafbedürfnis unwiderstehlich. Der Weltrekord im Schlafentzug liegt bei elf Tagen; er wurde von dem damals siebzehnjährigen Amerikaner Randy Gardner unter der Aufsicht von William Dement aufgestellt.

Schlaf ist also für unser Überleben wichtiger als Nahrung. Wenn man schon nicht völlig ohne Schlaf auskommt, so kann

---

[1] Hauri, P., »The sleep disorders«, *Kalamanzoo*, The Upjohn company, 1977

man doch die Dauer des nächtlichen Schlafs klug reduzieren, sich trotzdem wohl fühlen und auf diese Weise eine oder mehr Stunden pro Tag gewinnen. Die kalifornischen Forscher Laverne und Johnson haben bewiesen, daß eine solche Reduzierung im Bereich des Möglichen liegt. In ihrem Versuch haben Pärchen, die normalerweise acht Stunden pro Nacht schliefen, ihre Schlafdauer jede Woche um eine halbe Stunde verkürzt, bis sie bei nur noch fünfeinhalb Stunden pro Nacht angelangt waren. Sie schliefen einen Monat nach diesem Schema und konnten in den folgenden sechs Monaten ganz nach ihrem eigenen Willen schlafen. Die Testpersonen haben bei diesem Versuch nicht gelitten, solange der nächtliche Schlaf mindestens sechseinhalb Stunden betrug. Erstaunlicherweise benötigten fast sämtliche Probanden nach Abschluß der Untersuchung auch weiterhin nur noch sechseinhalb anstelle von vorher acht Stunden Schlaf. Dieses Beispiel zeigt, daß ein durchschnittlicher Schläfer seinen nächtlichen Schlaf gezielt ohne weiteres um eine bis zwei Stunden verringern kann. Und dabei berücksichtigte diese Studie nicht einmal die Aufteilung des Schlafs über den Tag. Hätten die Testpersonen einen zusätzlichen Mittagsschlaf gehalten, wäre sicher eine noch größere Reduzierung des nächtlichen Schlafs möglich gewesen.

Im Lauf unseres Lebens schläft jeder von uns etwa fünfundzwanzig Jahre. Über das ganze Leben gerechnet, bringt eine Reduzierung des Schlafs also einen enormen Zeitgewinn. Verkürzt man seine tägliche Schlafdauer um nur zwei Stunden, gewinnt man in seinem Leben mehr als 50 000 Stunden, also mehr als 6000 achtstündige Tage, was 17,5 Jahren Arbeitszeit entspricht. Und im Gegensatz zu der Rentenzeit kann man diese Zeit über das ganze Leben verteilt nutzen.

Da gerade sie keine Zeit zu verlieren haben, wissen berühmte Persönlichkeiten und erfolgreiche Geschäftsleute den Mittagsschlaf am meisten zu schätzen; vielleicht sind sie aber auch gerade deshalb reich und berühmt geworden, weil sie gut mit ihrer Zeit und ihrem Schlaf umzugehen wissen. Die größte Errungenschaft, die im Bereich des Berufslebens noch aussteht, ist keine weitere Arbeitszeitverkürzung, sondern das Recht auf den Mittagsschlaf – und wenn er außerhalb der Arbeitszeit stattfindet. Anna Lietti schrieb in dem Schweizer Magazin *L'Hebdo*: »Er [der Mittagsschlaf] ist nicht nur für Urlauber gut, die unter der Hitze leiden: zwanzig Minuten Erholung während des Tages werden von Ärzten empfohlen und steigern die Leistungsfähigkeit erheblich.«[1]

Wird man vielleicht sogar eines Tages Preise an all jene verteilen, die besonders gut im Mittagsschlaf sind? Das wäre zweifelsohne ein wenig übertrieben, aber eine Aufbesserung des Ansehens des Mittagsschlafs in der öffentlichen Meinung könnte nicht schaden!

Die optimale Schlafdauer

Nach dem kalifornischen Wissenschaftler Dan Kripke beträgt die optimale Schlafdauer bei einem Erwachsenen zwischen sieben und acht Stunden. Dies ist das Ergebnis einer Studie, die die amerikanische Gesellschaft für Krebsforschung mit etwa einer Million Erwachsener im Alter über dreißig Jahren durchführte. Bei den Testpersonen handelte es sich um einen repräsentativen Bevölkerungsquerschnitt. Sie wurden zu der Dauer ihres täglichen Schlafs befragt; sechs Jahre später zählte man die Todesfälle unter den Probanden und registrierte die Todesursache. Unter den Testpersonen mit sieben bis acht Stunden Schlaf war die Rate derer, die eines natürlichen Todes (also nicht durch einen Unfall) gestorben war, erheblich geringer als unter jenen, die mehr als acht oder weniger als sieben Stunden pro Nacht schliefen. Daraus kann man schließen, daß sieben bis acht Stunden für Erwachsene eine

---

[1] Lietti, A., »Eloge de la Sieste«, *L'Hebdo*, 23. 8. 1990

optimale Schlafdauer sind. Allerdings berücksichtigte diese Studie weder die Aufteilung des Schlafs über den ganzen Tag noch einen eventuellen Mittagsschlaf. Von der in diesem Versuch festgestellten optimalen Schlafdauer kann man also noch eine Stunde abziehen, wenn man am Nachmittag einen zusätzlichen Mittagsschlaf hält. Allerdings handelt es sich dabei nur um Durchschnittswerte, und es kann vorkommen, daß ein Mensch an bestimmten Tagen oder über einen bestimmten Zeitraum mit weniger Schlaf auskommen muß, beispielsweise bei extremer Arbeitsüberlastung. In diesen Fällen kann man die verkürzte Nachtruhe durch einen Mittagsschlaf ausgleichen.

Prozentsatz der Personen

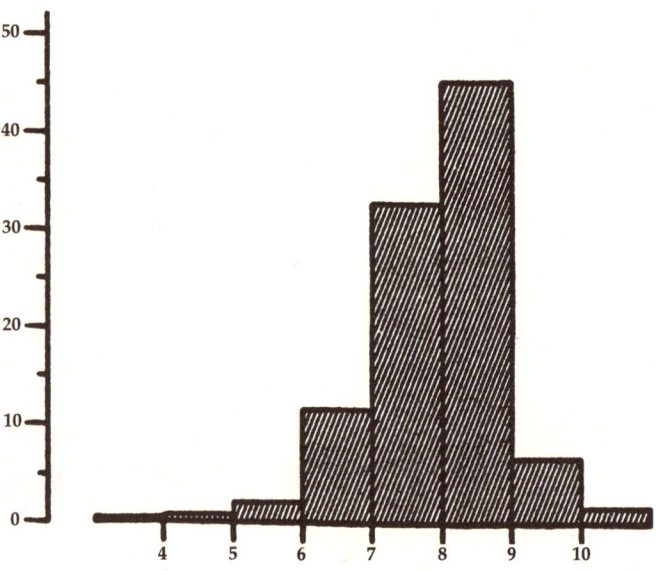

Schlafdauer in Stunden

Die meisten Menschen schlafen zwischen sieben und neun Stunden. Die Grafik basiert auf einer Umfrage bei knapp einer Million Erwachsener. Am häufigsten wurde eine Schlafdauer von acht bis neun Stunden angegeben, die Dauer von sieben bis acht Stunden wurde am zweithäufigsten genannt. Nur ein geringer Prozentsatz der Befragten gab an, weniger als vier Stunden oder mehr als zehn Stunden pro Nacht zu schlafen (nach einer Studie von Kripke u. Mitarb., 1979).

Sterblichkeitsrate

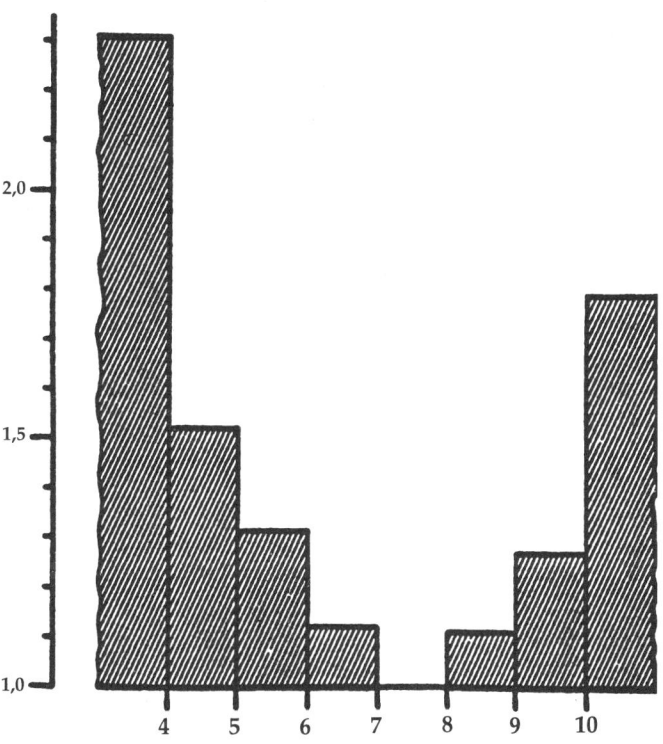

Schlafdauer in Stunden

Die Sterblichkeitsrate ist bei den Testpersonen, die sieben bis acht Stunden schlafen, am geringsten. Sie steigt in dem Maß, in dem die Schlafdauer fällt oder ansteigt (nach einer Studie von Kripke u. Mitarb., 1979).

Wollen Sie sich auch in Zukunft müde, gestreßt und unwohl fühlen?

Nun stelle ich Ihnen eine ganz einfache Frage, die Ihnen verdeutlichen wird, in welchem Maß der Mittagsschlaf Ihr Leben verändern kann: Wieviel Prozent des Tages fühlen Sie sich gestreßt oder müde?

Tragen Sie es hier ein: ... Prozent

In der Annahme, daß Sie so Ihr gesamtes Leben verbringen und eine Lebenserwartung von insgesamt siebzig Jahren haben, erhalten Sie, wenn Sie diesen Prozentsatz mit 0,7 multiplizieren, die Anzahl der Jahre, die Sie sich bereits müde und gestreßt gefühlt haben und noch fühlen werden, wenn Sie so weitermachen: ... Jahre. So wird ein Mensch, der sich im Schnitt die Hälfte seines Tages gestreßt fühlt, insgesamt fünfunddreißig Jahre lang im Streß leben. Wollen Sie das wirklich? Lohnt es sich denn angesichts dieser Perspektive nicht allemal, einige Tage in die Suche nach einer einfachen und wirkungsvollen Lösung zu investieren? Und wenn nun vielleicht ein täglicher Mittagsschlaf das Problem lösen könnte? So einfach kann das sein!

VI. Der Mittagsschlaf – Quelle der Spiritualität

»Der Schlaf der Seele öffnet den Weg
zur absoluten Einsicht.«

Synesios von Kyrene (370–413)

Der Mittagsschlaf unterstützt das Gebet und mystische Zustände

In allen großen spirituellen Traditionen, sowohl in der jüdischen als auch in der christlichen, muslimischen oder hinduistischen, werden Gebet und Meditation von einem Zustand der Kontemplation und der mentalen Bereitschaft begleitet; die Augen des Betenden sind dabei geschlossen. Man kann selbstverständlich auch mit geöffneten Augen beten, doch scheint die Abgeschiedenheit der Sinne einen Zustand »innerer Leere« einzuleiten, die die spirituelle Kommunikation begünstigt. Aus diesem Grund schließt man beim Beten die Augen und zieht sich von der Umwelt zurück. Auch der Mittagsschlaf wirkt in diese Richtung und öffnet die Pforten zum Unterbewußtsein, indem er uns von der Umwelt isoliert und den Rhythmus der Gedanken verlangsamt. So kann er als Rahmen für spirituelle Aktivitäten und besonders für das Gebet dienen.

Mystische Phänomene, wie etwa Visionen, bedeutungsvolle Träume, Spaltung von Geist und Körper sowie Vorahnungen, sind in unserer Gesellschaft sehr selten. In der Regel ziehen Personen, die diese Art von Erfahrungen gemacht haben, es vor, nicht darüber zu sprechen, da sie fürchten, nicht ernstgenommen zu werden. Visionen, Bewußtseinsspaltung und Kommunikation mit Geistern waren und sind in primitiven Gesellschaften nichts Ungewöhnliches, in unserer Welt hingegen sind sie selten geworden. Aber wir möchten hier keine Diskussion über die Authentizität solcher Phänomene führen, denn was uns hier in erster Linie interessiert, ist die Tatsache, daß solche Erscheinungen, die wir wohl als »mystische Erfahrungen« bezeichnen können, in der Regel während des Gebets, im Halbschlaf oder bei geschlossenen Augen auftreten. Manchmal finden sie auch im Schlaf statt (wie es beim Traum, den wir alle kennen, der Fall ist) oder, allerdings sehr viel seltener, während des Tages bei geöffneten Augen.

Der alpha-Rhythmus des Gehirns als Ausgangspunkt innerer Erfahrungen

Auf meinen zahlreichen Reisen hatte ich das Glück, an einer Vielzahl von Riten, Sitzungen und Erfahrungen religiöser, mythischer und spiritueller Gruppen teilnehmen zu können. Da ich aus einer katholischen Familie stamme, besuchte ich während meiner gesamten Kindheit und Jugend regelmäßig den katholischen Gottesdienst. Dann, nachdem ich in meiner Jugend einige innere Erfahrungen gemacht hatte, die mich nachdenklich und neugierig stimmten – vor allem hellseherische Träume und Bilder, die nichts mit der Realität zu tun hatten und mir bei geöffneten Augen erschienen –, versuchte ich diese Phänomene zu verstehen und zu reproduzieren.

Also erlernte und praktizierte ich Yoga und lebte zwei Jahre an der Seite eines nepalesischen Meisters, der mir vieles beibrachte. Anfangs kreisten meine Gedanken unablässig in meinem Kopf, so daß ich mich nicht auf die Meditation konzentrieren konnte. Nachdem ich verschiedene Meditationstechniken erlernt hatte, wurde mir klar, daß all diese Methoden trotz ihrer unterschiedlichen Riten ein und dasselbe Ziel verfolgten: die Verlangsamung des Gedankenrhythmus. Und alle Meditationstechniken hatten eines gemeinsam: Sie mußten mit geschlossenen Augen durchgeführt werden.

Versuche, bei denen das Elektroenzephalogramm aufgezeichnet wurde, haben ergeben, daß im Gehirn mittelamerikanischer Schamanen im Trancezustand der alpha-Rhythmus vorherrscht, ebenso bei afrikanischen Hexern im Trancezustand und auch bei Meditierenden. Der alpha-Rhythmus wurde auch im Hypnoseschlaf nachgewiesen; er kann in diesem Zustand sogar in den theta- oder delta-Rhythmus wechseln. Während einer Hypnosesitzung läßt sich übrigens auch ein seltsames Phänomen beobachten, das Visionen gleicht: Häufig erscheinen im Sichtfeld des Hypnotisierten Bilder, die nichts mit der Realität zu tun haben. Dies geschieht in der Regel bei geschlossenen Augen.

All diese Phänomene haben trotz ihrer Unterschiedlichkeit eines gemeinsam: Indem man die Augen schließt, verläßt man den gewohnten Bewußtseinszustand; die Gehirnströme verlangsamen sich vom beta- zum alpha-Rhythmus. In diesem Zustand kann es zu Visionen oder anderen inneren Erfahrungen kommen. So ist es nicht verwunderlich, daß der Mittagsschlaf derartige Phänomene begünstigt, denn man schließt dabei die Augen, die Gehirntätigkeit verlangsamt sich und geht schließlich in den alpha-Rhythmus über.

Der Prophet Mohammed ließ gemäß den prophetischen Traditionen keinen seiner täglichen halbstündigen Mittagsschläfchen aus.

In vielen Religionen gilt der Schlaf als heilig

Schlaf macht manchmal Angst. Man fürchtet ihn, weil der Schlafende wehrlos ist. Von außen betrachtet ähnelt der Schlafende einem Toten. Auch benutzt man für den Tod oftmals die Metaphern »entschlafen« oder »langer Schlaf«. Das erklärt zweifellos, warum der Schlaf, auch der Mittagsschlaf, in vielen Religionen als heilig betrachtet wird. In der griechischen Mythologie findet man den Gott Hypnos, der den Schlaf symbolisiert, und Thanatos, den Gott des Todes; sie sind Zwillingsbrüder und Söhne der Nyx, der Göttin der Nacht.

In der germanischen Tradition waren der Schlaf und der Tod ebenfalls Brüder.

Im alten Indien unterschied man vier Bewußtseinszustände: den wachen Zustand, in dem wir uns die meiste Zeit befinden, den Schlaf, den Traum und das Nirwana. Im wachen Zustand hindert uns der Schleier unserer Überzeugungen und unserer Illusionen am Hinübergleiten in das Nirwana, in dem wir von all unseren Leiden befreit wären. Nach der sehr alten hinduistischen Mythologie ist der Eintritt in den Idealzustand des Nirwana nur über die anderen beiden Zustände, den Schlaf und den Traum, möglich; nur so kann der Mensch seine Illusionen überwinden.

In unseren Kindermärchen scheinen Schneewittchen und Dornröschen für immer tot, schlafen aber nur, bis sie im richtigen Moment erwachen. Man kann also quer durch die verschiedenen Kulturen und Jahrhunderte einen engen Zusammenhang zwischen dem Schlaf und dem Tod beobachten. Der Unterschied zwischen beiden liegt in der Tatsache, daß man aus dem Schlaf erwacht, nicht aber aus dem Tod zurückkehrt. In jedem Fall ist der alpha-Zustand, der auch beim Mittagsschlaf eintritt, ein in philosophischer und spiritueller Hinsicht ganz besonderer Zustand.

Während der Schlaf in anderen Kulturen hoch geachtet wird, ist er bei uns im Westen eher mit einem Schuldsyndrom behaftet: Man zeigt sich in der Öffentlichkeit nicht schlafend, man versteckt sich, um zu schlafen, man zieht sich in sein Zimmer zurück. Und man fürchtet den Tod, den langen Schlaf, wo er doch der Weg zum ewigen Leben ist. Vor noch gar nicht allzu langer Zeit, im 19. Jahrhundert, schliefen die bretonischen Bauern zusammen mit ihren Mägden und Knechten in einem Bett; auch gelegentliche Besucher fanden dort noch ein Plätzchen. Zu dieser Zeit schämte man sich offensichtlich seines Schlafs noch nicht. In Indien und anderen warmen Ländern sieht man auch heute noch schlafende Menschen am Straßenrand oder in Geschäften; niemand stört dort der Anblick eines Schlafenden.

In Europa ist das ganz anders. Bei uns herrscht die Ansicht, daß das Schlafen sich nicht überall schickt, besonders nicht in der Öffentlichkeit. Einzige Ausnahme: Im Bus, im Zug oder im Flugzeug kann man ein Nickerchen machen, ohne schief angesehen zu werden. Aber versuchen Sie einmal, auf der Straße, in einer U-Bahn-Station, in einer öffentlichen Grünanlage oder einem Wartesaal ein Schläfchen zu halten – Sie werden mit großer Wahrscheinlichkeit schnell von einem Passanten oder einem Polizisten zur Ordnung gerufen. Oder im Büro – was würde Ihr Chef wohl dazu sagen?

Nicht ohne Grund wurden bis in die frühen siebziger Jahre nur wenige Studien über den Schlaf durchgeführt; man schenkte diesem Thema, das man als nicht besonders »wissenschaftlich« betrachtete, nur sehr geringe Aufmerksamkeit. Heute jedoch sieht man den Schlaf mit ganz anderen Augen und hat seine Bedeutung erkannt; er ist nun Gegenstand zahlreicher wissenschaftlicher Versuche und Studien. Wir leben in einer ganz besonderen Epoche der Geschichte, die es uns erlaubt, den Schlaf, seine Natur, seine Wohltaten und seine besonderen Eigenschaften wiederzuentdecken. Aber selbst heute können sich viele Menschen bei dem Wort »Mittagsschlaf« ein Lächeln nicht verkneifen. Ist das der letzte Rest des »Schlaftabus«?

Ist die Abkehr von den Gesetzen der Natur unsere »Ursünde«?

Der französisch-amerikanische Chirurg und Pathologe Alexis Carrel, eine der großen Persönlichkeiten des 20. Jahrhunderts, beschreibt in seinem Buch *Réflexions sur la conduite de la vie* seine Sicht der Welt: »Es gibt in dieser Welt eine Ordnung, die in den Gesetzen der Natur ihren Ausdruck findet. Die Naturgesetze sind unerbittlich, universell, stumm und ewig ... Um zu überleben, muß man sein Leben nach den Gesetzen der Natur führen. Erst der Ungehorsam gegenüber diesen Gesetzen hat uns die Zivilisationskrankheiten gebracht; die Bestrafung folgte also auf dem Fuß. Die Sünde ist die Weigerung, der natürlichen Ordnung zu folgen. Wir hätten früher bemerken sollen, daß auch das menschliche Leben bestimmten Regeln unterworfen ist, nämlich denen der Natur. Indes glaubten wir uns unabhängig von der Ordnung der Welt.«

Diese Aussage ist so deutlich, daß nichts hinzuzufügen ist. Wenn man Alexis Carrel Glauben schenkt – ich persönlich tue das –, besteht ein enger Zusammenhang zwischen dem Begriff der Sünde und der Abkehr des Menschen von den Gesetzen der Natur. Diese »Ursünde« wäre unter diesem Blickwinkel, wie in der Bibel übrigens, die Wurzel allen Übels, unseres Unglücks und unserer Leiden. Wenn man also dieser Definition der Sünde, die zugegebenermaßen zunächst sehr überraschend, dann aber um so überzeugender ist, zustimmt, dann ist die Ablehnung des Mittagsschlafs also auch eine Sünde, eine Handlung wider die Natur! (Gewisse Dinge sollte man mit Humor nehmen!)

Die innere Stille finden

Der Brahmane Krischnamurti schlug die »Revolution der Stille« vor, um den modernen Menschen bei der Lösung seiner Probleme und bei seiner spirituellen Entwicklung zu unterstützen. Und tatsächlich kann die innere Stille Streßgeplagten wertvolle Hilfe sein. Empfiehlt man nun aber einem modernen Menschen, seine innere Stille zu suchen, wird er mit diesem Rat nur wenig anzufangen wissen. Rät man ihm jedoch, regelmäßig Mittagsschlaf zu halten, wird er die Empfehlung in die Praxis umsetzen können und auf diese Weise seine innere Stille finden. Daraus können wir den Schluß ziehen, daß der Mittagsschlaf ein wunderbares Anti-Streß-Mittel ist und einen ganz einfachen Weg darstellt, in uns die »Revolution der Stille« auszulösen.

Der Mittagsschlaf dient der Entwicklung des Menschen

»Wenn wir träumen und all unsere Sinne erloschen sind,
öffnen sich spirituelle Sicht und Gehör.«

Didymos von Alexandria (Theologe, um 313 bis um 398)

Während unseres ganzen Lebens und für jene, die an ein Leben nach dem Tod glauben, auch danach, bereichern wir durch unsere Erfahrungen unser Unterbewußtsein (für die Atheisten) oder unsere »Seele« (für die Gläubigen). Dadurch, daß der Schlaf, auch der Mittagsschlaf, die Pforten zum Unterbewußtsein öffnet, begünstigt er diese Vorgänge, die man auch als »Metamorphose« der Seele bezeichnen kann. Der Prozeß der »Umstrukturierung des Unterbewußtseins« ist mehr noch als die körperliche Erholung eine wesentliche Funktion des Schlafs. Freud, der »Vater des Unterbewußtseins«, hatte diese Erkenntnis gewonnen und beschrieb sie in seinem Werk *Einführung in die Psychoanalyse*. Diese »Aufräum-« bzw. spirituelle Funktion des Schlafs vollzieht sich im Prinzip unterbewußt. Der Schlafende wird lediglich Träume oder hypnagogische Bilder bemerken, also die mentalen Erscheinungen, die vor den Augen des Schlafenden auftauchen.

Schlaf hat also nicht nur eine rein auf das Physische beschränkte Funktion, etwa die Entspannung der Muskeln, sondern erfüllt darüber hinaus eine wichtige Aufgabe im psychischen Bereich. Hier kann man eine Parallele zu der Funktionsweise großer Computer ziehen: Während des Tages werden Programme geladen und laufen ab, viele Daten werden eingegeben. Nachts hingegen kann der Computer sich Aufgaben wie der Verarbeitung und Verdichtung dieser Daten widmen; dazu benötigt er keinen Operator.

So betrachtet, kann man Thomas Brown zustimmen, der sagte: »Während der Körper schläft, wacht die Seele.« Die Öffnung unseres Unterbewußtseins und unseres inneren

Wesens, die auch während des Mittagsschlafs stattfindet, ermöglicht eine innere Transformation, die der französische Dichter Robert Desnos mit den folgenden Worten beschrieb: »Die erstaunliche Metamorphose des Schlafs macht uns den Göttern gleich.«

Den Mittagsschlaf zum Gebet nutzen

»Mit dem Einschlafen gelangen wir in einen anderen Bewußtseinszustand; wir sehen nicht mehr, hören nicht mehr, fühlen nicht mehr bewußt, was um uns herum geschieht.«

Alexander Borbély (Zweiter Direktor des Laboratoriums zur experimentellen und klinischen Erforschung des Schlafs der Universität Zürich)

Durch den Mittagsschlaf erreichen wir einen anderen Bewußtseinszustand, nämlich den des Schlafs. Auf diese Weise begünstigt der Mittagsschlaf die innere Sammlung und stellt so einen geeigneten Moment für das Gebet dar. Die meisten Gebetshaltungen – die Christen kniend, die Muslime gen Mekka gewandt – weisen Ähnlichkeiten mit dem Mittagsschlaf auf; so sind die Augen geschlossen, der Körper befindet sich in einem möglichst entspannten Zustand, während der Geist wach ist.

Auswirkungen des Mittagsschlafs auf das Leben

Es ist Ihnen sicher schon einmal passiert, daß Sie mit neuen Ideen aus dem Mittagsschlaf erwachten; vielleicht hatten Sie auch schon einmal das Gefühl, nun zu wissen, wie ein altes Problem zu lösen oder ein neues Projekt anzugehen ist. So ist mir beispielsweise der Gedanke, dieses Buch zu schreiben, während eines Nickerchens gekommen; auch passiert es mir oft, daß ich mit einem ganzen neuen Kapitel im Kopf aufwache und es nur noch niederschreiben muß. Andere Male denke ich im Schlaf an einen Freund aus früheren Tagen, den ich aus den Augen verloren habe; wenn ich mich dann bei ihm melde, bestätigen mir häufig die sich daraus entwickelnden Ereignisse, daß es richtig war, wieder mit ihm Kontakt aufgenommen zu haben.

Viele Ideen, sei es im privaten oder im beruflichen Bereich, keimen während des Schlafs. Wie oft sehen wir Ideen klar vor uns, wie häufig drängt sich eine Entscheidung auf? Aber wie oft schenken wir diesen Erkenntnissen keine Beachtung? Dabei ist es – bei allem Sinn für die Realität – sehr wohl möglich, aus diesen während des Mittagsschlafs erlebten Träumen wertvolle Schlüsse zu ziehen. Bei den Erscheinungen handelt es sich oft um wichtige Andeutungen und Hinweise, die in Form von Bildern (Träumen), Worten, Eingebungen oder auch innerer Gewißheit auftreten können.

Sich freier fühlen

»Verglichen mit dem, wie wir eigentlich sein sollten, befinden wir uns nur in halbwachem Zustand. Wir nutzen lediglich einen geringen Teil unserer körperlichen und mentalen Ressourcen. Das menschliche Wesen lebt weit unterhalb seiner Möglichkeiten; es besitzt enorme Potentiale und Fähigkeiten, die es einfach brachliegen läßt.«

William James (Psychologe an der Universität Harvard)

Wir haben die Freiheit, unser Leben so zu gestalten, wie wir es uns vorstellen; wir können an jeden beliebigen Ort reisen und alle Berge der Welt erklimmen.

Der Mittagsschlaf macht uns zu noch freieren Menschen, da er uns erlaubt, unseren Streß zu bewältigen und uns inmitten der alltäglichen Hektik in das Königreich der Träume hinübergleiten zu lassen.

Wollen wir wirklich glücklicher leben? Die Entscheidung liegt allein bei uns. Jedes Mal, wenn wir uns gegen einen Mittagsschlaf entscheiden, jedes Mal, wenn wir die Botschaften, die der Schlaf uns übermittelt, überhören, leidet unser Unterbewußtsein, töten wir einen Teil unserer selbst!

VII. So werden Sie Meister des Mittagsschlafs

Was ist ein Meister des Mittagsschlafs?

Ist Ihnen schon einmal aufgefallen, daß manche Menschen die Gabe besitzen, ganz besonders gut mit ihrem Schlaf umzugehen? Sie bringen es fertig, an jedem beliebigen Ort mühelos innerhalb weniger Sekunden einzuschlafen. Das sind sie, die wahren »Meister des Mittagsschlafs«! Mit dem folgenden Test können Sie herausfinden, ob auch Sie ein Meister des Mittagsschlafs sind.

Der »Meister des Mittagsschlafs« ist ein Mensch, der sein Gehirn und dessen Rhythmen perfekt unter Kontrolle hat und sich so an jedem Ort innerhalb kurzer Zeit in Schlaf versetzen und auch wieder erwachen kann.

Es ist in vielerlei Hinsicht von großem Vorteil, zu den »Meistern des Mittagsschlafs« zu gehören. Diese Menschen brauchen weniger nächtlichen Schlaf als andere (nur fünf bis sieben Stunden), und trotzdem ist ihr Schlaf erholsamer. Ein »Meister des Mittagsschlafs« fühlt sich den ganzen Tag lang ausgeruht und fit, leistungsfähig und wohl in seiner Haut. Und wenn auch er einmal gestreßt ist, so kann er schnell für Abhilfe sorgen, indem er sich innerhalb weniger Augenblicke entspannt, um dann wieder zu großer Form aufzulaufen.

Nur ein Prozent aller Menschen gehört zu den »Meistern des Mittagsschlafs«

Heutzutage sind die »Meister des Mittagsschlafs« sehr dünn gesät. Obwohl es sehr schwierig ist, eine genaue Zahl anzugeben, kann man davon ausgehen, daß nur ein Prozent der Bevölkerung die Bedingungen dieser besonderen Meisterschaft erfüllt. Daß es so wenig Menschen zu dieser Meisterschaft bringen, liegt sicherlich auch daran, daß wir uns zu weit von der Natur entfernt haben und ein zu »künstliches« Leben führen (mit elektrischem Licht, Kaffee, Zigaretten, unangepaßter Ernährung). Aber glücklicherweise kann jeder von uns innerhalb weniger Monate zum »Meister des Mittagsschlafs« werden, wenn er es nur will.

Jeder kann zum »Meister des Mittagsschlafs« werden

Als »Meister des Mittagsschlafs« fällt man nicht vom Himmel. Es gibt keine guten und schlechten Schläfer. Ein Mensch, der nur einige Regeln beherzigt, kann seinen Schlaf problemlos kontrollieren. Die Erfahrung zeigt, daß es auch nach mehrjährigen Schlafstörungen möglich ist, in wenigen Monaten seinen natürlichen Schlafrythmus wiederzufinden und zum »Meister des Mittagsschlafs« zu werden. Diese Meisterschaft kann man erlernen wie Grammatik oder Mathematik. Beachten Sie die folgenden Punkte:

1. Bringen Sie Ihre Rhythmen wieder ins Gleichgewicht (machen Sie also einen Mittagsschlaf).

2. Verzichten Sie so weit wie möglich auf Drogen, Medikamente, Aufputschmittel und raffinierte oder stark transformierte Nahrungsmittel. Geben Sie Ihrem Organismus genügend Zeit (einige Monate), um noch im Körper befindliche, nicht natürliche, anregende Substanzen zu eliminieren, etwa Koffein oder Nikotin.

3. Erlernen Sie den Blitzschlaf.

4. Trainieren Sie – gleich einem Sportler, der nach und nach seine Leistung verbessert – das immer raschere Einschlafen unter immer schwierigeren Bedingungen.

TEST: Sind Sie ein »Meister des Mittagsschlafs«?

Sind Sie hinsichtlich des Mittagsschlafs ein Anfänger, ein Fortgeschrittener oder ein Meister? Entspricht Ihr Mittagsschlaf dem Schlaf der Delphine (nur wenige Sekunden), dem der Murmeltiere (den ganzen Winter hindurch) oder dem der Pferde (im Stehen)? Sagen Sie mir, wie Sie Ihren Mittagsschlaf halten, und ich sage Ihnen, wer Sie sind!

Der folgende Test soll Ihnen helfen, Ihr Verhalten bezüglich des Schlafs im allgemeinen und des Mittagsschlafs im besonderen besser kennenzulernen.

1. Wie häufig machen Sie einen Mittagsschlaf?
   A. Einmal pro Tag.
   B. Mehrmals pro Woche.
   C. Sehr selten, habe keine Zeit.
   D. Nie.

2. Der Mittagsschlaf ist für Sie
   A. verlorene Zeit.
   B. ganz normal. Um sich zu erholen, muß man schlafen, und außerdem macht's Spaß.
   C. ein wunderbarer, bereichernder Zustand.

3. Wie viele Stunden schlafen Sie pro Nacht?
   A. Zwischen neun und zwölf Stunden.
   B. Zwischen sieben und neun Stunden.
   C. Weniger als sieben Stunden.

4. Sie können
   A. nur in einem Bett schlafen.
   B. ausgestreckt oder höchstens auf einen Tisch gestützt oder an eine Lehne gelehnt schlafen.
   C. überall und in jeder Position schlafen.

5. Wenn die Wissenschaft eine Pille erfinden würde, die den Schlaf überflüssig macht,
   A. würden Sie sie freiwillig nehmen?
   B. würden Sie sie manchmal nehmen?
   C. würden Sie sie niemals nehmen?

6. Für Sie sind Träume
   A. Bilder ohne besondere Bedeutung.
   B. Bilder, die sich nur schwer interpretieren lassen.
   C. Bilder, die eine Botschaft für Ihr Leben übermitteln.

7. Während der Arbeit überfällt Sie plötzlich der »tote Punkt«. Was tun Sie?
   A. Ich arbeite trotzdem weiter.
   B. Ich trinke einen Kaffee oder rauche eine Zigarette.
   C. Ich atme tief durch, mache eine Pause, widme mich einer anderen Arbeit oder mache einen Mittagsschlaf.

8. Wie lange brauchen Sie abends nach dem Zubettgehen, um einzuschlafen?
   A. Mindestens eine halbe Stunde.
   B. Mindestens fünf Minuten.
   C. Weniger als eine Minute.

9. Wie lange brauchen Sie beim Mittagsschlaf, um einzuschlafen, in den Tiefschlaf zu gelangen und wieder aufzuwachen?
   A. Ich kann tagsüber nicht schlafen.
   B. Mindestens eine Stunde.
   C. Mindestens eine halbe Stunde.
   D. Mindestens eine Viertelstunde.
   E. Weniger als eine Viertelstunde.

10. Hypnos und Morpheus sind griechische Götter und symbolisieren:
    A. die Träume und den Mond.
    B. das Mysterium und die Aktion.
    C. den Schlaf und die Träume.
    D. den Tag und die Nacht.

Den Schlüssel für die Wertung der Antworten finden Sie am Ende des Buches.

Die wichtigsten Punkte für den erfolgreichen Mittagsschlaf

Wer die folgenden Punkte erfüllt, kann sich guten Gewissens »Meister des Mittagsschlafs« nennen:

1. *Positive Bilanz.* Man muß sich nach dem Mittagsschlaf besser als davor fühlen. Das Ziel des Mittagsschlafs ist es, sich fit, ausgeruht und voller Energie zu fühlen – so, als könne man die Welt erobern.

2. *Verspüren eines »Hyperbewußtseins«.* Man sollte im ganzen Körper eine sehr intensive und angenehme Vitalität spüren.

3. *Verändertes Zeitempfinden.* Nach dem Mittagsschlaf hat man das Gefühl, die Zeit verstreiche in einem anderen Rhythmus – langsamer; jede Sekunde erscheint ereignisreicher.

4. *Gute Laune.* Man sollte nach dem Mittagsschlaf ungetrübten Optimismus, innere Ruhe, angenehme Entspannung und gleichzeitig Dynamik verspüren.

5. *Freundlichkeit.* Man geht nach dem Mittagsschlaf auf alle Menschen freundlich zu, selbst auf den größten Erzfeind.

6. *Harmonie.* Man hat das Gefühl, nie wieder Probleme zu haben.

7. *Erhöhte Aufmerksamkeit.* Nach einem erfolgreichen Mittagsschlaf sind alle Sinne geschärft.

8. *Unabhängigkeit von der Dauer.* Ein guter Mittagsschlaf muß nicht gezwungenermaßen lang sein. Viel wichtiger ist, daß während des Schlafs die lebenswichtigen Energien wieder in Fluß kommen.

Zukunftsaussichten

»In uns ist mehr«

Inschrift des Apollontempels von Delphi

Die Zukunft des Mittagsschlafs

Der Mittagsschlaf ist Teil unseres natürlichen Biorhythmus; aus diesem Grund müssen wir ihm wieder die Bedeutung und den Platz in unserem Alltag einräumen, den er verdient, wenn wir in Zukunft besser leben wollen.

Nachdem wir über lange Jahre unsere Lebensrhythmen zugunsten einer höheren Produktion, der Arbeit und des Einkommens zerstört haben, begreift die Gesellschaft langsam die große Bedeutung des gesunden Schlafs – vielleicht nicht zuletzt aufgrund des ständig wachsenden Streßpotentials, das die Ursache zahlreicher ernster physiologischer und psychologischer Störungen darstellt. Nachdem wir Jahrzehnte in dem Irrglauben gelebt haben, immer neue Medikamente könnten all unsere Gesundheitsprobleme aus der Welt schaffen, wird den Menschen langsam klar, daß der Schlüssel zur Lösung in unserer Lebensweise liegt. Wir müssen wieder lernen, gesünder zu leben: ohne Tabak, Alkohol und Kaffee, mit einer vernünftigeren und gesünderen Ernährung, mit besserem Schlaf und mehr Entspannung. Der Mittagsschlaf ist sicherlich keine vorübergehende Modeerscheinung, ist nicht das tausendste Allheilmittel gegen Streß; er ist vielmehr ein fundamentales Bedürfnis, das im menschlichen Wesen genetisch vorprogrammiert ist.

Malraux prophezeite uns, daß das 21. Jahrhundert »entweder spirituell oder überhaupt nicht« stattfindet. Wir können seine Aussage präzisieren, indem wir sagen, daß unsere Lebensweise sich im 21. Jahrhundert wieder wesentlich mehr an der Natur orientieren wird und wir alle einen täglichen Mittagsschlaf halten werden.

Der Mittagsschlaf als oberstes Gebot der Volksgesundheit

Der tägliche Mittagsschlaf könnte ebenso wie das Rauchverbot oder die Reduzierung des Alkoholkonsums zum größten Anliegen der Volksgesundheit werden. Anstelle Millionen für die Alkohol- und Zigarettenwerbung auszugeben, wäre es weitaus sinnvoller, eine großangelegte Werbekampagne für den Mittagsschlaf und eine gesündere Lebensweise zu starten; damit würde man einen großen Schritt in Richtung bessere Lebensqualität tun, und die Krankenkassen könnten viel Geld sparen, da wir mit einer gesünderen Lebensweise weniger häufig krank wären. Die leeren Kassen der Krankenversicherer würden sich schnell wieder füllen, die Krankheitsrate der Beschäftigten in den Firmen würde sinken – und die Menschen wären glücklicher. Es gäbe nur Gewinner!

Schlafminister

In Frankreich gab es schon einmal so etwas wie einen Freizeitminister; wann werden wir mit einem Schlafminister rechnen können? Regierungen, große Unternehmen und Versicherungsgesellschaften könnten in der Tat – warum eigentlich nicht? – Schlafbeauftragte berufen, deren Aufgabe es wäre, dem Volk die Bedeutung des Schlafs und des Nickerchens nahezubringen, für die Verbreitung des Mittagsschlafs zu sorgen und seine wissenschaftliche Erforschung voranzutreiben. Ein solcher Schlafbeauftragter wäre der öffentlichen Gesundheit überaus zuträglich; um mangelnde Popularität bräuchte er sich nicht zu sorgen. Wer aber soll all die zusätzlichen Beamten bezahlen? Ganz einfach: Diese Schlaffachleute tragen zur Senkung der Verbrechens- und Selbstmordrate, der Krankheits- und Scheidungsrate sowie vieler anderer unerfreulicher Raten bei. Deshalb sollten die Krankenversicherungen, die Polizei und die Justiz – also all jene, die durch Schlafbeauftragte Kosten sparen – die Finanzierung solcher Stellen übernehmen. Man muß sich nur vorstellen, welch enorme Kosteneinsparung durch den Mittagsschlaf im Bereich der Krankenkassen möglich wäre; und auch die Unternehmen könnten ihre Produktivität auf ganz einfache Weise steigern.

Das Recht auf den Mittagsschlaf

»Alle Menschen sollten Mittagsschlaf halten – zu Hause, in den Fabriken, Werkstätten und Büros. Fordert Sofas, Liegen und Ruheräume als Ort der Träume und der Phantasie. Die Arbeitgeber haben noch immer nicht verstanden, daß auch sie davon profitieren würden, wenn sie ihre Angestellten nicht bis an den Rand der Erschöpfung trieben; vielleicht sind sie zu müde, um das zu begreifen. Wann werden wir endlich die Gewerkschaft der Mittagsschläfer haben? All das meine ich ernst, denn der Mittagsschlaf ist viel mehr als eine schöne Utopie – er ist eine längst überfällige Innovation.«

Augustin Barbara, Soziologe

Das Recht auf Schlaf, auch auf den Mittagsschlaf, ist ebenso grundlegend wie das Recht auf saubere Luft oder auf freie Meinungsäußerung. Dieses Grundrecht wird jedoch nicht immer eingehalten und auch nur selten gefordert. Die verbreitetste Methode, die Mitarbeiter am Arbeitsplatz wach zu halten, ist die Anschaffung einer Kaffeemaschine. Überflüssig zu bemerken, daß diese Art der Problemlösung auf lange Sicht betrachtet sehr fragwürdig ist. Ein anderer Umgang mit dem Schlaf – in der Form, daß jeder Mensch schlafen kann, wann immer er das Bedürfnis danach verspürt – würde zu besseren Ergebnissen führen. Ein solcher Vorschlag ist weitaus weniger utopisch, als er im ersten Augenblick erscheint, denn dank der in vielen Unternehmen verwendeten Stechkarten wird dem, der seinen Arbeitsplatz verläßt und seine Karte aussteckt, die entsprechende Zeit nicht als Arbeitszeit angerechnet; die Pause für den Mittagsschlaf geht also nicht zu Lasten des Arbeitgebers. Nun mangelt es nur noch an der Aufklärung der Arbeitnehmer über die Vorteile des Mittagsschlafs sowie an den geeigneten Räumen, in denen man sich hinlegen, entspannen und ein Nickerchen machen kann.

In Frankreich existiert sogar ein Präzedenzfall zugunsten des Mittagsschlafs: Ein Arbeitgeber wollte einem Angestellten kündigen, weil dieser am Arbeitsplatz ein Schläfchen gehalten hatte. Der Arbeitnehmer akzeptierte die Kündigung nicht und ging vor Gericht – wo er Recht bekam. Der Richter war der Ansicht, daß es unter gewissen Umständen durchaus legitim sei, sich bei Müdigkeit an seinem Arbeitsplatz auszuruhen und ein Schläfchen zu halten – selbst während der Arbeitszeit.

Wissenschaftliche Forschung und Schlafklubs

Mehr und mehr wissenschaftliche Publikationen befassen sich mit dem Thema Schlaf; zahlreiche Krankenhäuser unterhalten Abteilungen für Schlafstörungen und betreiben Schlafforschung. In Frankreich existieren ebenso wie in den Vereinigten Staaten Schlafklubs; es werden Seminare angeboten, in denen den Teilnehmern Wege zum besseren Schlaf aufgezeigt werden.

Die Tokioter Sleep Culture Gallery Alpha stellt mehrere tausend Bücher und Unterlagen zum Thema Schlaf zur Verfügung. Ein japanisches Unternehmen entwickelte gar eine

Art Walkman, der Insektengeräusche produziert; sie erleichtern angeblich das Einschlafen. Die Erforschung des Schlafs und des Mittagsschlafs nimmt rasant zu; darüber können wir uns nur freuen.

Schlußbemerkung

Der tägliche Mittagsschlaf tut not

Liebe Leserinnen und Leser, ich danke Ihnen, daß Sie mir bis hierhin gefolgt sind, und wünsche Ihnen für die Zukunft viel Glück, Gesundheit und Erfolg.

Ich hoffe sehr, daß der Mittagsschlaf, falls das noch nicht der Fall sein sollte, fester Bestandteil Ihres Lebens wird und Morpheus Sie oft in seine weiten Arme schließen kann, um Ihnen ein Stückchen des Paradieses zu zeigen, von dem wir alle träumen.

Der Mittagsschlaf stellt, wie wir bereits gesehen haben, eine wahre »Psychoanalyse des Schlafs« dar, eine natürliche und einfache Methode, durch das Wiederentdecken des Schlafinstinkts Gesundheit und Wohlbefinden zu erlangen.

Der Mittagsschlaf stellt aber auch eine Keimzelle der Phantasie dar, die wir gerade in einer durch den Verstand dominierten Welt dringend benötigen.

Dieses Buch will Ihnen den Weg hin zu einem besseren Leben, zu einer gesünderen Lebensweise und einem erweiterten Bewußtsein weisen. Wichtiger noch als das Entwerfen neuer Ideen ist das Handeln, denn, wie schon der Gelehrte Herbert Spencer wußte, ist das große Ziel der Erziehung nicht Wissen, sondern Handeln.

Teilen Sie mir über den Verlag Ihre Erfahrungen mit dem Mittagsschlaf und diesem Buch mit. Sie können sicher sein, daß Ihre Zuschriften gelesen werden und ich Ihre Anmerkungen für die nächste Auflage berücksichtigen werde.

Charta des Mittagsschlafs

Wenn diese »Charta des Mittagsschlafs« an allen Schwarzen Brettern hinge und respektiert würde, wäre mit folgenden Auswirkungen zu rechnen:

In der Bevölkerung würde der durchschnittliche Streß, die Selbstmordrate und die Zahl der depressiven oder unter psychosomatischen Erkrankungen leidenden Menschen drastisch sinken.

In den Familien könnten viele Streitigkeiten, Zerwürfnisse und Scheidungen vermieden werden, weil die Menschen in größerer Harmonie zusammenlebten und Meinungsverschiedenheiten ruhig in Gesprächen ausgetragen würden.

In Unternehmen könnte die Produktivität gesteigert werden, die Unternehmen wären wettbewerbsfähiger, die Wirtschaft würde florieren, die Arbeitslosigkeit ginge zurück, und die Menschen fühlten sich an ihrem Arbeitsplatz glücklicher und zufriedener.

In der Politik würde der Begriff »Politiker« gleichbedeutend mit »Weiser« (anstelle von »Schönredner« oder »Opportunist«) sein.

Die »Charta des Mittagsschlafs« besteht aus den folgenden sieben Artikeln:

Artikel 1: Der Mittagsschlaf ist eine heilige Handlung. Jedes menschliche Wesen hat ungeachtet seines Alters, seines Geschlechts und seines Berufs das Recht auf Mittagsschlaf. Er wird als absolute Notwendigkeit betrachtet und muß respektiert werden. Es ist verboten, einen Mittagsschläfer zu wecken.

Artikel 2: Mindestens ein Mittagsschlaf pro Tag ist unverzichtbar.

Artikel 3: Der Mittagsschlaf genießt vor allen anderen Terminen oberste Priorität. Keine andere Verpflichtung rechtfertigt den Verzicht auf den Mittagsschlaf.

Artikel 4: Der Mittagsschlaf kann an jedem Ort, in jeder Körperhaltung – im Liegen, Sitzen, Stehen, in Ruhe oder unter Lärm, im Auto, Zug oder Flugzeug – gehalten werden.

Artikel 5: Der Mittagsschlaf kann angefangen bei einer Minute jede beliebige Dauer haben. Besser einen einminütigen als gar keinen Mittagsschlaf halten.

Artikel 6: Das geringste Anzeichen von Müdigkeit weist auf die unbedingte Notwendigkeit eines Mittagsschlafs hin. Dieses Bedürfnis kann und muß sofort befriedigt werden.

Artikel 7: Die für den Mittagsschlaf benötigte Zeit ist keine verlorene, sondern gewonnene Zeit.

Auflösung des Tests »Sind Sie ein Meister des Mittagsschlafs?«

Für jede der folgenden Antworten erhalten Sie 10 Punkte:
1A, 2C, 3C, 4C, 5C, 6C, 7C, 8C, 9E, 10C

Für jede der folgenden Antworten erhalten Sie 5 Punkte:
1B, 2B, 3B, 4B, 5A, 6B, 8B, 9D

Und nun addieren Sie Ihre Punkte.

85 bis 100 Punkte: Sie sind ein »Meister des Mittagsschlafs« oder zumindest beinahe. Herzlichen Glückwunsch, machen Sie weiter so! Sie sind schon sehr gut!

45 bis 80 Punkte: Sie verfügen bereits über eine gewisse Kompetenz. Das ist zwar nicht schlecht, aber Sie könnten besser sein! Halten Sie noch öfter einen Mittagsschlaf! Lesen Sie dieses Buch noch einmal, und setzen Sie das Kapitel »Wie

man Mittagsschlaf hält« (S. 53) ganz bewußt in die Praxis um.

40 Punkte oder weniger: Sie sind hinsichtlich des Mittagsschlafs noch ein Anfänger. Aber geben Sie die Hoffnung nicht auf, es liegt ganz bei Ihnen, und dieses Buch sagt Ihnen alles Wichtige.

Danksagung

Ich möchte an dieser Stelle besonders all jenen danken, die, in welcher Form auch immer, am Zustandekommen dieses Manuskripts beteiligt waren. Ohne sie wäre dieses Buch nicht das geworden, was es ist:

Professor Michel Billiard, dem berühmten Schlafforscher von internationalem Renommee, danke ich für die wissenschaftliche Prüfung des Manuskripts.

Dank gebührt auch der Familie Chopin, bei der ich mich zurückziehen konnte und die nötige Ruhe zum Schreiben sowie eine herzliche Atmosphäre fand.

Ebenfalls gedankt sei meinen Eltern, meiner Familie und der Gruppe Montramé für ihre moralische Unterstützung; Christian Galy und Simone Peyrat für ihre materielle Unterstützung; Jean-Yves Anstet-Dangles, Stéphane Aymonier, meinem seit vielen Jahren besten Freund Doktor Christian Caussé, Hubert und Elizabeth Chopin, François Legrand, Birgitta Lembke, Jacques Maire, Bernard Mercier, Denis und Marie-Alice Peyrat, Yves de Saint-Agnès, meiner Schwester Claire und meiner Mutter Anne-Marie für das Lesen und die Anmerkungen zum Manuskript; Simone Weiss für die orthographischen und grammatikalischen Korrekturen; dem Verleger François de Guibert, der Druckerei und dem Vertrieb, die das Entstehen des Buches ermöglichten; Professor Henri Joyeux, dem Herausgeber der Reihe *Ecologie Humaine*, in der dieses Buch erschien, für sein Vertrauen und seinen moralischen Beistand.

Ich möchte auch meinen Lesern danken, die das Buch bis zum Ende gelesen und damit unsere Arbeit geteilt haben.

Zuletzt ein Dankeschön an all die Ungenannten, die meine Recherchen und das Entstehen dieses Buches durch Taten oder in Gedanken unterstützten. Ihr alle wart großartig!

Leserservice

Allen Interessierten sei das Stressometer empfohlen, ein tragbares elektronisches Meßgerät, das vom Autor dieses Buches entwickelt wurde und die Methoden zur Messung und zum Abbau von Streß revolutioniert. Das Gerät mißt mit großer Genauigkeit das Zittern der Nerven/nervöse Anspannungen, die den Grad der Nervosität eines Menschen widerspiegeln. Die Messung läßt sich schnell und einfach durchführen, ist präzise und kostengünstig. Dank des Stressometers kann man seinen Streßzustand sowohl zu Hause als auch am Arbeitsplatz messen. Mit dem Stressometer kann man die positiven Auswirkungen des Mittagsschlafs unmittelbar feststellen, denn die nervliche Anspannung steigt im Streß und sinkt während des Mittagsschlafs.

Institut Bruno Comby
Für den Aufbau einer besseren Welt

Das Institut Bruno Comby ist eine Vereinigung, die keine finanziellen Interessen verfolgt. Ziel dieser Vereinigung ist es, »die wissenschaftliche Forschung und die Verbesserung bezüglich der Volksgesundheit, des Wohlbefindens der Bürger, der Vorbeugung und einer besseren Lebensweise zu fördern, um die öffentliche Gesundheit, das Wohlergehen und die Leistungsfähigkeit des einzelnen, der Unternehmen und der Institutionen zu begünstigen, um die Umwelt zu schützen, die Lebensbedingungen zu verbessern, um den Frieden sowie die Harmonie und Brüderlichkeit menschlicher Beziehungen sowohl innerhalb von Gruppen als auch zwischen verschiedenen Gruppen wiederherzustellen – alles mit dem Ziel, eine bessere Zukunft zu schaffen« (Auszug aus Artikel 3 der Statuten).

Das Institut Bruno Comby führt wissenschaftliche Untersuchungen besonders zum Schlaf und Mittagsschlaf, zur Hypnose und zum »Morpheismus« durch, aber auch zur Ernährung, zum Abgewöhnen des Rauchens und zur Psychologie. Das Institut Bruno Comby entwickelt eine neue Pädagogik hinsichtlich der Gesundheit, der Leistungskraft und des Wohlbefindens, organisiert Konferenzen und Praktika (in englischer und französischer Sprache) sowie wissenschaftliche Expeditionen; es ist außerdem auf dem Gebiet der Dritten Welt tätig. Wir sind davon überzeugt, daß man, indem man anderen hilft, besser zu leben, indem man eine exemplarische Rolle übernimmt, indem man eine bessere Lebensweise und eine wirkliche Ethik des Lebens entwickelt, zu einer besseren Gesellschaft beitragen kann.

Die Mitglieder des Instituts Bruno Comby können ihre Erfahrungen und ihre Freude an einer neuen Art des Lebens austauschen. Sie werden regelmäßig über Praktika, Konferenzen und neue Bücher Bruno Combys informiert und kommen in den Genuß eines Netzes gegenseitiger Hilfe, an dem Menschen beteiligt sind, die alle dasselbe Ziel vor Augen haben: sich an der Schaffung einer besseren und humaneren Welt zu beteiligen. Viele Menschen haben sich durch ihren Beitritt schon dazu entschlossen, unsere Arbeit und unsere Forschungen zu unterstützen. Der Beitritt zum Institut Bruno Comby ist ein Beitrag dazu, daß sich die wissenschaftliche Forschung mehr in Richtung Prävention und Menschlichkeit entwickelt. Allein erreichen wir nichts. Erst wenn wir uns zusammenschließen, können wir durch die Beispielhaftigkeit unseres Handelns die Dinge in eine positive Richtung verändern.

Der Beitritt zum Institut Bruno Comby bedeutet, daß sich jeder auf seine Weise an der Schaffung einer besseren und menschlicheren Welt beteiligen kann.

Die Mitglieder des Institut Bruno Comby lassen sich in verschiedene Gruppen gliedern; jede Gruppe trägt auf ihre Weise zum Erreichen dieser Ziele bei:

– Die *sympathisierenden Mitglieder* unterstützen die Ziele der Vereinigung moralisch und können an allen von der Vereinigung angebotenen Aktivitäten teilnehmen, ohne sich zu einer bestimmten Lebensethik verpflichten zu müssen.

– Die *wohltätigen Mitglieder* unterstützen die Ziele der Vereinigung finanziell und können an allen von der Vereinigung angebotenen Aktivitäten teilnehmen.

– Die *aktiven Mitglieder* können an allen von der Vereinigung angebotenen Aktivitäten teilnehmen und verpflichten sich außerdem, ein Beispiel für die in Artikel 4 niedergelegte Lebensweise zu geben, die folgende Punkte umfaßt:
1. Verzicht auf das Rauchen und jeglichen Konsum von Drogen und anderen Rauschmitteln
2. Einschränkung des Kaffee- und Alkoholkonsums
3. Gute Ernährung
4. Optimierung des Schlafs durch eine bessere Schlafqualität
5. In allen Situationen positives Denken und Handeln, um somit einen möglichst großen Beitrag zu einer besseren Welt zu leisten

Wenn Sie mehr über das Institut Bruno Comby erfahren möchten, schreiben Sie an folgende Adresse: Institut Bruno Comby, 8, rue de la Croix-Blanche, F-78240 Chambourcy. Sie erhalten dann kostenlos Informationsmaterial sowie eine Beitrittserklärung und eine Mitteilung der Mitgliedsbeiträge. Bitte senden Sie uns Ihre Zuschrift in Englisch oder Französisch.

Ich möchte mehr wissen!

Wenn Sie mehr erfahren möchten, schneiden Sie den folgenden Abschnitt aus, und schicken Sie ihn ausgefüllt an die folgende Adresse:
Institut Bruno Comby
8, rue de la Croix-Blanche
F-78240 Chambourcy
Frankreich

Name:
Vorname:
Alter:
Beruf:
Adresse:

Bitte schicken Sie mir eine komplette, kostenlose Dokumentation über Ihre Aktivitäten in den Bereichen (bitte Gewünschtes ankreuzen):
☐ Grundlagenforschung (wissenschaftliche Studien zu den Themen Schlaf, Ernährung, Streß und angewandte Psychologie)
☐ Ausbildungsseminare (Seminare zur Entwicklung des Gehirnpotentials, zum Umgang mit Streß, zu natürlicher Ernährung)
☐ Vertrieb von Produkten (Stressometer, Bücher etc.)
☐ Aufenthalts- und Schulungszentren

Datum:

Unterschrift: